临床护理操作规范与技能

刘颖晶　吴结深　林跃纯　编

中医古籍出版社
Publishing House of Ancient Chinese Medical Books

图书在版编目（CIP）数据

临床护理操作规范与技能 / 刘颖晶，吴结深，林跃纯编．--
北京：中医古籍出版社，2022.4
ISBN 978-7-5152-2324-7

Ⅰ．①临… Ⅱ．①刘… ②吴… ③林… Ⅲ．①护理—
技术操作规程 Ⅳ．① R472-65

中国版本图书馆 CIP 数据核字 (2021) 第 157820 号

临床护理操作规范与技能
刘颖晶　吴结深　林跃纯　编

策划编辑　姚　强
责任编辑　吴　頔
出版发行　中医古籍出版社
社　　址　北京市东城区东直门内南小街 16 号（100700）
电　　话　010-64089446（总编室）010-64002949（发行部）
网　　址　www.zhongyiguji.com.cn
印　　刷　廊坊市博林印务有限公司
开　　本　710mm×1000mm　1/16
印　　张　10.75
字　　数　200 千字
版　　次　2022 年 4 月第 1 版　2022 年 4 月第 1 次印刷
书　　号　ISBN 978-7-5152-2324-7
定　　价　118.00 元

编者简介

刘颖晶 46岁，硕士，护士长，在山东省邹平市市中心医院，副主任护师，现在山东省邹平市市中心医院工作，从事护理工作27年，现从事消毒供应，先后在齐鲁医院进行专科护理培训，在千佛山医院进行外科疑难杂症的术后护理培训。近年来曾多次参加院外护理各项技能大赛，并获得团体二等奖和个人一等奖。近年来认真学习院感知识，积累了丰富的疾病防护知识及技能，使院内感染得到了有效的防控，提高了手术安全性，得到院领导的好评。

吴结深 37岁，女，汉族，硕士，在广东省肇庆市端州区妇幼保健院，副主任护师，现在广东省肇庆市端州区妇幼保健院，普儿科副护士长。毕业于广东医学院，先后从事新生儿科、普儿科临床护理工作，参研肇庆市科技创新指导类项目，包括《护理风险管理在儿童重症监护室机械通气患儿镇静护理中的应用》《不同剂量猪肺磷脂注射液对足月新生儿肺透明膜病血气指标的影响》及《无缝隙护理管理在儿科医院感染防控中的应用》。

林跃纯 38岁，本科，学士学位，在广东省东莞市大朗医院，主管护师，广东省康复专科护士，现任广东省东莞市大朗医院烧伤整形外科、肛肠外科护士长，主要从事临床护理及护理管理工作。先后在中山大学附属第一医院、深圳宝安区人民医院、中山大学附属第三医院进修学习，发表论文10余篇，承担及参研东莞市社会科技发展一般项目1项，2019年荣获广东省护理学会烧伤与烧伤康复护理专业委员会举办的烧伤慢创康复个案护理大赛一等奖，2019年被评为“东莞市医学骨干”。

内 容 简 介

本书涵盖了呼吸、心血管、神经、内分泌等系统疾病患者的护理，以及儿科疾病患者的护理。全书系统介绍了疾病的病因与发病机制、临床表现、实验室及其他检查、诊断要点、治疗要点，以护理程序为主线重点阐述了各病种的护理评估要点、护理措施和健康指导，并介绍了各科常用诊疗技术及护理。

目 录

PREFACE

前 言

护理在我国医疗卫生事业的发展中发挥着不可替代的作用，广大护理工作者在协助临床诊疗、救治生命、促进康复、减轻痛苦以及增进医患和谐等方面担负了大量的工作。而现代护理已不再是一项附属于医疗的技术性职业，护理专业成为健康服务系统的一个独立的分支，平行于医疗专业及其他健康服务专业。因而，护士成为健康服务系统中的重要一员，成为医生的合作伙伴、健康服务的参与者。 随着现代医学科学技术的快速发展，新的诊疗技术在不断地更新。现代医疗技术的发展也势必带动护理技术的提高，同时临床工作对护理人员素质的要求也越来越高。培养技术全面、合格的护理人员，不仅需要有专业的医学与护理学基础知识，更要具备丰富的临床实践经验。

本书涵盖了呼吸、心血管、神经、内分泌等系统疾病患者的护理，以及儿科患者的护理。全书系统介绍了疾病的病因与发病机制、临床表现、实验室及其他检查、诊断要点、治疗要点，以护理程序为主线重点阐述了各病种的护理评估要点、护理措施和健康指导，并介绍了各科常用诊疗技术及护理。

本书内容简单明了，实用性强，有助于指导、解决临床的实际问题，促进广大护士学习和运用护理理论和护理程序，全面开展“以人为中心”的整体护理。因此，本书的运用范围较广，既可作为护理教育工作者从事教学的参考书，又可作为广大护理工作者学习、进修提高的实用指导。在本书的编写过程中，编者参阅了大量的书籍和文献资料，在此对相关作者表示诚挚的感谢！由于时间和精力所限，本书难免出现不足，恳请读者批评指正。

第一章 绪 论

第一节 护理发展简介

护理是人类在与自然斗争中进行自我保护的产物。护理学属于自然科学范畴，是医学科学的一个组成部分，护士是以护理专业为人类健康服务的科技工作者。

护理与人类的生存繁衍、文明进步息息相关，并随着社会的演变、科学技术的进步而不断地发展。

一、护理的概念

护理的内涵随着医学科学的日益发展而不断拓展，狭义的护理是指护理工作者所从事的以照料患者为主的医疗、护理技术工作，如对老幼病残者的照顾，维护患者的身心健康，满足人类生、老、病、死的护理需求等。广义的护理是指一项为人类健康服务的专业。护理专业是在尊重人的需要和权利的基础上，改善、维持或恢复人们所需要的生理、心理健康和在社会环境变化中的社会适应能力，达到预防疾病、提高健康水平的目的。

二、护理的起源

自有人类以来就有护理，护理是人们谋求生存的本能和需要。远古人在与自然的搏斗中，经受了猛兽的伤害和恶劣自然环境的摧残，自我保护成为第一需要。北京猿人在火的应用中，逐步认识到烧热的石块、砂土不仅可以给局部供热，还可以消除疼痛。原始人创造了“砭石”和“石针”，以之作为解除病痛的工具。当人类社会发展至母系氏族公社时代，氏族内部分工，男子狩猎，妇女负责管理氏族内部事务，采集野生植物，照顾老、幼、病、残者，家庭的雏形由此产生。护理象征着母爱，初始的家庭或自我护理意识成为抚育生命成长的摇篮，它伴随着人类的存在和人类对自然的认识而发展。

三、古代护理

医护为一体是古代护理的特点之一。19世纪之前，世界各国都没有护理专业。被古希腊誉为“医学之父”的希波克拉底（Hippocrates）就很重视护理，他教患者漱洗口腔，指导精神病患者欣赏音乐，调节心脏病、肾脏病患者的饮食。从现代观点看，这些都是有益于患者康复的护理。我国传统医学专著中并无“护理”两字，但中医治病的一个重要原则是“三分治，七分养”。它包括患者的休养环境和心态，加强营养调理，注重动、静结合的体质锻炼等，这些都是中医辨证施护的精华。古代名医，如华佗擅长外科，医术高明，且医护兼任。明代中药学巨著《本草纲目》的作者李时珍，不仅是著名的药学家，且能医善护，为患者煎药、喂药，被传为佳话。我国最早的医学经典著作《黄帝内经》中记载着“不治已病，治未病”的保健思想，以及“闭户塞牖系之病者，数问其性，以从其意”，强调了解、关心患者疾苦，进行针对性疏导的整体观点。明、清时代为防治瘟病而采用的燃烧艾叶、喷洒雄黄酒消毒空气和环境，用蒸汽消毒法处理传染病患者的衣物等护理技术，至今仍不失其科学意义。

四、近代护理

近代护理是中世纪之后在生物医学发展的基础上起步的。比利时人维萨里医生（Vesalius，1514—1561年）解剖尸体，用直接观察法写出了第一部人体解剖学著作。英国医生威廉哈维（William Harvey，1578—1675年）以实验法发现了血液循环。随之，出现了细菌学、消毒法、麻醉术等一系列的医学发明和重大突破，为建立近代护理学奠定了理论基础，提供了实践发展的条件。

（一）南丁格尔

弗洛伦斯·南丁格尔（Florence Nightingale，1820—1910年）为近代护理、近代护理学与护士教育的创始人之一，南丁格尔为使护理成为一门科学、一项专业，做出了重大贡献。南丁格尔出身于贵族之家，受过良好的高等教育，懂德、法、意大利等国语言，富有同情心，性格坚毅，具有开拓精神。1851年，她不顾家人阻挠，有目的地学习护理、卫生及伦理学课程，并毅然决定献身于护理事业。1854—1856年，英、俄、土耳其等国在克里米亚交战，英军伤亡惨重。英政府选定南丁格尔，由她率领38名训练不足的“护士”奔赴战地医院，负责救护工作。她克服重重困难，以忘我的工作精神、精湛的护理技术和科学的工作方法，经过半年的艰苦努力，使伤员的死亡率由原来的50%降至2.2%（《英国百科全书》1979年版）。南丁格尔的创造性劳动，证明了护理的永恒价值和科学意义，改变了人们对护理工作的看法，震动了全英国。通过实践，南丁格尔坚信护理是科学事业，护士必须接受严格正规的科学训练，只有品德高尚、具有献身精神的人才能胜任。1860年，她用英国政府奖励她的44 000英镑，开办了世界上第一所护士学校，为近代科学护理事业打下了理论和实践基础。

南丁格尔在克里米亚战争中救护伤员的卓越成就和牺牲精神，被国际红十字会确认为是红十字会工作的开端。1883年，为表彰她的功绩，英国皇室授予她勋章。1912年，国际红十字会决定设立南丁格尔奖章，作为奖励世界各国有突出贡献的优秀护士的最高荣誉。人们为了纪念她，将她的生日5月12日定为国际护士节。南丁格尔以其为护理事业奋斗不息的献身精神，成为全世界护士的楷模。她是近代护理学的奠基人。

（二）我国近代护理概述

我国近代护理学是随西医的传入而起始的。1835年，在广东省建立的第一所西医医院，外国人为了利用中国的廉价劳动力，以短训班形式培训护理人员。1887年，美国护士在上海妇孺医院开办护士训练班。1888年，在福州开办我国第一所护士学校，首届只招收了3名女生。那时医院的护理领导和护校校长、教师等多由外国人担任，护士教材、护理技术操作规程、护士的培训方法等，都承袭了西方的观点和习惯，形成欧美式的中国护理专业。

1912年，中华护士会（现中华护理学会）成立护士教育委员会，并对全国护校进行注册。1914年6月在上海召开第一次全国护士代表大会。在这次会议上，钟茂芳是第一位被选为学会副理事长的中国护士。钟茂芳认为从事护理事业的人是有学识的人，应称之为“士”，故将“nurse”创译为“护士”，被沿用至今。那时的理事长由外国人担任，直至1924年才由我国护士伍哲英接任理事长。1922年，我国参加国际护士会。1925年，中华护士会第一次派代表出席在芬兰召开的国际护士会会员国代表大会。

1921年，北京协和医院联合燕京、金陵、东吴、岭南大学创办高等护理教育，学制4~5年，并授予毕业生学士学位。1932年，在南京创立我国第一所国立中央高级护士职业学校。1934年，教育部成立护士教育委员会。然而，在半封建半殖民地的旧中国，经过60年（1888—1948年）的漫长岁月，正式注册的护校只有180所，总计培养护士3万多人，远不能满足亿万人民对卫生保健事业的实际需要。

（三）人民革命战争中的护理事业

中国人民解放军的护理工作始于土地革命战争年代。早在1928年，井冈山的红军医院就附设有看护训练班。1931年底，创立的我军第一所医校——中国工农红军军医学校，在长征之前培训看护300人。抗战期间，为保障部队的战斗力，护理教育趋向正规、普及，培养了大批优秀护理人才。1941年、1942年护士节，毛泽东同志亲笔题词“护士工作有很大的政治重要性”“尊重护士，爱护护士”。党和革命领袖对护理工作的重视和关怀，极大地鼓舞了我军的广大护理工作者，他们浴血奋战，艰苦创业，默默奉献，谱写了永载史册的业绩。

五、我国现代护理的发展

我国现代护理的进程，大致经历了三个阶段。

第一阶段：1949年10月至1966年5月，护理工作的规划、整顿、发展期。1950年8月召开的第一届全国卫生工作会议，提出了发展护理专业的规划，护士教育被定为中专，并纳入正规教育系统，由卫生教材编审委员会编写护理教材。同年8月，召开中华护理学会第十七届全国理事会，改选理事，沈云晖同志当选为理事长，特聘中央卫生部部长李德全和全国妇联主席邓颖超同志为名誉理事长，学会工作从此进入了新阶段。1954年5月创办《护理杂志》。1958年中华护士学会被吸收为中国科学技术协会成员。在党和政府的关怀重视下，护士生活、政治待遇、发展前途等问题，得到相应的解决，充分调动了全国护士的工作热情。护理技术得到迅速发展，推行“保护性医疗制度”，创造并推广无痛注射法，创立“三级护理”“查对制度”，使护理工作逐步规范化。专科护理技术有重大突破，邱财康大面积烧伤被救治存活、王存柏断肢再植成功，都代表了我国护理专业在此阶段的发展水平，并为护理学从一门技艺向独立学科发展创造了条件。

第二阶段：1966年至1976年10月，广大护士坚守岗位，积极参加医疗队，开展中西医结合疗法，为改善广大农村和社区群众的医疗保健工作做出了贡献。

第三阶段：1976年10月以后，国家卫生部于1979年先后颁发了《加强护理工作的意见》《关于加强护理教育工作的意见》，从宏观上强化了对护理专业的管理，加速了现代护理学的发展进程。1982年，卫生部医政司成立城市护理处，各医院重建护理部，狠抓人才培养，充实护理队伍。至 1990 年，我国护士增至 100 万人左右，进一步建立、健全护理规章制度及护理质量标准，中等护理教育得到加强。

1979 年，国务院批准卫生部颁发的《卫生技术人员职称及晋升条例》明确规定了护理人员的专业技术职称。这一重大举措，对提高护士的社会地位，改变护士的知识结构，构建具有我国特色的现代护理专业，有极其重大的意义。

1980 年以来，我国现代护理呈现出一派生机和活力。护理概念发生了重要变化，身心结合的整体护理、责任制护理在逐步展开。护理功能得到拓展，从医院护理逐渐走向社区护理。护理装备有所更新，护理业务技术水平明显提高，心理护理、重症监护、器官移植、显微外科等专科护理技术发展较快。护理教育模式的转变带来护士知识结构的改善，一批知识品位较高的学科带头人正在茁壮成长。中华护理学会为推动我国现代护理学的发展，加速人才培养，开展国际间护理学术交流等做出了新的贡献。1977 年 9 月《护理杂志》复刊，1981 年改名为《中华护理杂志》，同年 4 月，该杂志与国外护理期刊交流。1985 年，中国护理中心建成，对我国现代护理学的研究和发展起推动作用。1983 年，我国著名护理专家王秀瑛教授以她高尚的品德、渊博的学识，成为我国第一位南丁格尔奖章获得者。此后，又有中华护理学会名誉理事长林菊英等 10 多位护理工作者获此殊荣。1984 年 1 月，教育部、卫生部联合召开了全国高等护理专业教育座谈会，据统计，该年全国有独立护校及设有护理专业的卫生学校共 439 所。1985 年，批准北京医科大学等 11 所医科大学设置护理本科专业，学制 5 年，毕业生授予学士学位。同时，大专护理、护理继续教育应运而生，一个中专、大专、本科齐全的护理教育体系已初具规模。1995 年前后，与世界卫生组织等民间团体和组织的合作，各级各类培训项目取得了重要成果，我国对外交流与合作工作进入到一个生动活泼的新时期。中国护理事业的发展凝聚着几代护理工作者艰苦奋斗、无私奉献的心血，承载着促进人民身体健康、提高人民生活质量的使命，表明了护理工作是推动我国卫生事业发展的不可或缺的重要力量。老一辈护理专家和无数优秀护士对护理事业的执着追求和无私奉献，是我国现代护理得以发展的根本动力。

回顾护理发展史，我们认识到护理是人类的一项崇高事业，我们应该奋发进取，做有追求、有学问、有创造精神的跨世纪的护理事业接班人，为现代护理学的发展做贡献。

第二节　护理学的基本概念及研究范畴

一、护理学的定义

护理学是自然科学和社会科学相互渗透的一门综合性的应用学科。护理学以基础医学、临床医学、预防医学、康复医学以及与护理相关的社会、人文科学理论为基础，形成其独特的理论体系、应用技术和护理艺术，为人们生、老、病、死这一生命现象的全过程提供全面、系统、整体的服务。

二、护理学的研究范畴

护理学作为一个知识群，所研究的范畴涉及自然、社会、文化、教育和心理等因素对人体健康的影响，以及如何运用护理原理、护理技术和方法，帮助患者恢复健康，不断提高人们的健康水平。

（一）医院护理

1. 基础护理

基础护理，研究并应用护理的基本理论和基本技术，满足患者的基本生活需要和心理治疗的需要，通过临床护理工作，为疾病的诊断和治疗及时提供发生、发展的动态信息，有效地配合并参与治疗、检查及对危重患者的抢救，以积极的、安全的护理对策，使患者处于最佳心理状态。

2. 专科护理

专科护理，结合临床各专科的特点，应用专科护理理论和护理技术，如强化对危重患者的监护及烧伤、显微外科、脏器移植、手术前后的专科护理等。

3. 护理管理

护理管理，运用科学的方法组织、实施临床护理工作，为患者创造优良的休养环境，建立良好的护患关系，有效地提高护理质量等。

（二）社区护理

社区护理以预防保健为重点，包括防病、保健咨询，护理科普宣教和预防接种，心理卫生指导，计划生育，优生、优育指导，职业病防治和家庭访视护理等。

（三）护理教育研究

护理人才培养的规律、方法及模式，不断提高护理教育质量，改善护理人员的知识结构，适应护理学发展需要。

（四）护理科研

护理学的发展需要护理科研的支持和推动。护理学理论的构建，护理理论与护理实践的结合成果，护理技术、方法的改进，护理设备、护理工具的改革，护理管理模式的建立等，都有赖于护理科学研究去探索规律、总结经验，推进护理学的不断发展。护理学的研究具有十分广阔的发展前景，作为一个护理工作者任重而道远。我们应该充分发挥自己的聪明才智，为创建具有中国特色的独立护理学科做出贡献。

第三节 护士素质与护理职业道德

一、护士素质

护士肩负着救死扶伤的光荣使命。护士素质不仅与医疗护理质量有密切的关系，而且是护理学科发展的决定性要素。因此，不断提高自身素质，是合格护士的重要任务。

（一）素质的概念

素质是一个外延很广的概念。狭义的素质，是指人的解剖、生理特点，主要是感觉器官和神经系统方面的特点。广义的素质，是指人在正常的生理、心理基础上，通过后天的教育学习、实践锻炼而形成的品德、学识、思维方式、劳动态度、审美观念、气质、性格特征等方面的修养水平。

护士素质是指在一般素质基础上，结合护理专业特性，对护理工作者提出的特殊的素质要求。

（二）现代护士应具备的素质

1. 政治思想素质

（1）政治态度：指凡是热爱祖国，有民族自尊心和正义感的热血青年，都应以热忱的态度，在职业劳动中努力提高自身的素质，为促进科技进步、推动生产力发展做贡献，做有理想、有道德、有文化、守纪律的社会主义建设者和接班人。

（2）思想品德：指人品、德行，正确的人生观、价值观。以追求人类健康幸福为己任，全心全意为人民服务，是高尚思想品德的集中体现。然而护士要实现自己的人生理想，无愧于白衣天使的美誉，必须以积极的人生态度抵制拜金主义、极端个人主义等腐朽思想的侵蚀，崇尚真、善、美，摒弃假、丑、恶，正确认识护理工作的价值和意义，热爱护理专业，不唯利是图，脱离低级趣味，做有益于人民的人。

（3）人格情操：护理工作维系着人们的健康生存与千家万户的幸福，因此，现代护士的理想人格情操应是有自尊、自重、自强不息的奋斗精神；为追求护理学科的进步而勤奋学习，刻苦钻研业务；有保障人类健康的高度社会责任感和爱护生命的淳朴情怀；自知、自爱，正视自己在能力、品质、行为方面的弱点，力求不断自我完善。

2. 文化、业务素质

业务素质受文化水平的制约。因此，良好的业务素质，必须有一个合理的知识结构来支持。

（1）基础文化知识：具备高中文化程度，掌握相应的数、理、化知识，是深入理解医学、护理学理论的必备条件。

（2）人文、社会科学知识：护理工作的对象是人，护士必须学会尊重人、理解人，进而才会真诚地关心人、体谅人。因此，护士要懂得爱，懂得美，懂社会道德规范，有与人交流思想的技能。所以学习心理学、伦理学、哲学、美学等人文、社会科学知识，对培养观察力、欣赏力、鉴别能力、思维和表达能力尤为重要。

（3）医学、护理学理论：中专护理专业所设置的解剖、生理等医学基础课程，内、外科学等临床医学，基础护理、专科护理等护理专业理论课程，是从事护理专业工作的理论基础。切实理解、掌握这些知识，是护士运用医学知识解决临床护理问题的重要理论依据。

3. 心理素质

健康心理是健康行为的内在驱动力。护士良好的心理素质，表现在以积极、有效的心理活动，平稳、正常的心理状态去适应、满足事业对自己的要求。

（1）有谋求事业成功的最大乐趣：乐于为解除患者疾苦做出奉献的护士，才会有热爱生命、尊重患者的美德，以及强烈的求知欲去学习、钻研业务技术，探求护理规律，不断提高自己的工作能力和业务技术水平。

（2）有正确的从业动机：护理工作是高尚而平凡的职业劳动，要能不为名利所诱惑、不受世俗偏见所干扰，就必须不断调适自己的心理状态、端正从业动机，以服从事业的需要和社会的需要，使热爱护理工作的事业心更具有稳定性、专一性和持久性。

（3）有坚强的意志：护理服务对象的特殊性和职业生活的特殊性，都需要护士具有百折不挠的意志力、高度的自觉性、坚忍的耐受力，坚持正确的行为准则，严谨认真，正直无邪，以高尚的人格忠实地维护患者的利益。

（4）有美好的情感：知识、技术、情感的综合应用是护理专业的特色之一。护士情感的核心是“爱”，对生命的爱心和对事业的热爱而铸就的美好、细腻的情感，是对患者进行心理治疗的“良药”，同时也是实施护理使命的心理基础。

（5）要优化自己的性格：性格反映了一个人的心理风格和行为习惯。待人热情诚恳、宽容豁达、工作一丝不苟、认真负责，有灵敏的思维、稳定的情绪、活泼开朗的个性、稳重冷静的处事态度，是护士的性格特色。优化自己的性格，不仅能让患者感受到温馨和信任，且能产生良好的护理效应。

4. 技能素质

娴熟的技术是做好护理工作、满足患者需要的重要条件。基础护理学所教的护理技术，都是护士应该掌握的基本功。而娴熟的技术应是深刻理解技术操作的原理、目的，操作正规，手法熟练、准确，才不致于增加患者痛苦。

（1）要有应急能力：在患者病情剧变的情况下，护士应有细致入微的观察力，分析、判断能力，熟练的技能技巧，沉着果断地进行救护。练就急救技术，是护士技能的重要组成部分，是使患者化险为夷的重要保证。

（2）要有获取、交流信息的能力：护士时时在与工作信息、知识信息打交道，必须学会观察、阅读、检索、记录等搜集、提取、存贮信息的方法，并能以口述、文字表达等方式交流信息，以便不断提高知识水平和工作能力。

（3）要有协调、护理能力：护理工作涉及面广，繁杂多样，继承性、服务性强。因此，学会周密计划、疏通协调的工作方法，是保证工作质量、提高工作效率的保障。

（三）培养优良素质的方法与途径

护理是健康所系、性命相托的事业，合格护士应将培养自身的优良素质，作为执着追求的目标加以认真地实践。

（1）努力学习辩证唯物主义的科学思维方法，联系实际，不断改造世界观。

（2）树立正确的人生观、价值观，以人民利益为坐标，自觉地进行自我心理、行为调适，坚持“清清白白做人，老老实实做事”的人生原则。

（3）孜孜不倦学习，以强烈的求知欲，摄取知识营养，不断提高自己的知识品位。当我们“把有限的生命投入到无限的为人民服务中去”，以自己的勤奋和才智为人类身心健康奋斗时，高素质目标就一定能实现。

二、护理职业道德与护士行为规范

护理职业道德是护理社会价值和护士理想价值的具体体现，它与护士的职业劳动紧密结合。形成高尚的护理职业风范，对指导护理专业的道德发展方向，调节护患关系，促进医疗卫生战线的精神文明建设，造福于人民的健康事业具有深远的意义。

（一）职业道德的基本概念

道德是一种社会意识形态，是以善恶为评价标准，通过舆论、传统习惯和内心信念来维系、调整人们的行为规范的总和。

所谓职业道德，是指人们在从事正当职业、履行职责的过程中，应当遵守的行为准则。

护理职业道德，是在一般社会道德基础上，根据护理专业的性质、任务，以及护理岗位对人类健康所承担的社会义务和责任，对护理工作者提出的护理职业道德标准和护士行为规范。是用于指导自己言行，调整护士与患者、护士与集体、护士与社会之间关系，判断自己和他人在医疗、护理、预防保健、护理管理、护理科研等实践过程中行为的是非、善恶、荣辱和褒贬的标准。

（二）护理职业道德的基本内容

（1）对护理职业价值的正确认识是对道德理论的认知，形成道德观念的基础，也是理解和掌握道德规范的前提。

（2）职业道德情感。以纯洁、诚挚的情怀爱护生命，处理职业关系，评价职业行为的善恶、是非。

（3）职业道德意志。在履行道德义务过程中，自觉克服困难，有排除障碍的毅力和能力。

（4）职业道德信念。有发自内心地履行“救死扶伤，实行革命人道主义”的真诚信念和道德责任感。

（5）良好的职业行为和习惯。

（三）护士职业行为规范

（1）热爱本职，忠于职守，对工作极端负责，对患者极端热忱。

（2）满足患者生理、心理、安全、爱美的需求，使之处于最佳心理状态。

（3）尊重患者权利，平等待人，做患者利益的忠实维护者。

（4）审慎守密，不泄露医疗秘密和患者的隐私。

第二章 呼吸系统的护理

第一节 呼吸系统疾病常见症状的护理

一、咳嗽和咳痰

（一）基本概念

咳嗽是一种呈突然、爆发性的呼吸运动，以清除气道分泌物或异物。咳痰是借助支气管黏膜上皮纤毛运动、支气管平滑肌的收缩及咳嗽反射，将呼吸道分泌物从口腔排出体外的动作。

（二）护理评估

1. 健康史

常见病因有气道的炎症、结核、肿瘤，高反应性，支气管扩张，肺实质和胸膜疾病，其他疾病，某些药物影响。常见的诱因有受凉，气候变化，粉尘、过敏原的吸入，服用某些药物，或精神因素。

2. 身体状况

（1）评估咳嗽、咳痰的特点：咳嗽出现及持续的时间，发生的急缓、性质，有无咳嗽无效或不能咳嗽。评估痰液的颜色、性质、量、气味，有无肉眼可见的异物等。

（2）伴随症状：有无发热、胸痛、呼吸困难、咯血，有无神志改变、说话困难等。

（3）身体评估：有无体温升高、心率加快、血压异常、意识障碍，有无口唇、甲床发绀，有无鼻翼翕动。咳嗽时有无痛苦表情，是否为强迫体位。有无呼吸频率、深度、节律异常，胸廓两侧呼吸运动是否对称，是否呼吸音改变，有无干湿啰音。

3. 辅助检查

X 线胸片、CT 检查、血常规检查、痰液病原体检查，有助于明确病因。

4. 心理和社会支持状况

长期反复咳嗽，是否引起了焦虑、抑郁等不良情绪反应，是否影响患者的日常工作和睡眠。

（三）常见护理诊断

清理呼吸道无效与呼吸道分泌物过多、黏稠，或患者疲乏、胸痛、意识障碍，导致咳嗽无效、不能或不敢咳嗽有关。

（四）护理措施

1. 环境

为患者提供安静、整洁、舒适的病房。

2. 饮食护理

咳嗽者能量消耗增加，应给予高蛋白、高维生素、足够热量的饮食，避免油腻、辛辣刺激食物。每天主动饮水 1500 mL 以上，足够的水分可保证呼吸道黏膜的湿润和病变黏膜的修复，利于痰液稀释和排出。

3. 病情观察

密切观察咳嗽、咳痰情况，详细记录痰液的色、质、量。正确收集痰标本，及时送检。

4. 促进有效排痰

（1）指导深呼吸和有效咳嗽：患者尽可能采取坐位，先进行 5~6 次深而慢的缩唇呼吸，每次深吸气至膈肌完全下降，屏气 3~5 s，进行 2~3 次短促有力的咳嗽，再身体前倾，收缩膈肌，或用手按压上腹部，用力咳嗽 1 次将痰液咳出。经常变换体位有利于将痰咳出。对胸痛较甚不敢咳嗽的患者，咳嗽时应防止加重疼痛。

（2）吸入疗法：主要作用是湿化气道、稀释痰液，适于痰液黏稠和排痰困难者。吸入疗法主要有蒸汽湿化和超声雾化治疗。注意事项为防止窒息，避免湿化过度，控制湿化温度，防止感染。

（3）体位引流：又称重力引流，是根据病变部位指导患者采取特殊体位，利用重力作用使肺、支气管内分泌物排出体外，适用于肺脓肿、支气管扩张等有大量痰液排出不畅时。禁用于呼吸衰竭、有明显呼吸困难和发绀者，近 1~2 周内曾有大咯血史，严重心血管疾病或年老体弱不能耐受者。体位引流的方法有引流前准备，引流体位、引流时间、引流的观察，引流后护理。

（4）胸部叩击：适用于年老体弱、长期卧床、排痰无力者，禁用于未经引流的气胸、肋骨骨折、有病理性骨折史、咯血、低血压及肺水肿等患者。胸部叩击方法是由肺底自下而上、由外向内、迅速而有节律地叩击胸部，震动气道。注意事项为听诊肺部有无呼吸音异常及干、湿啰音，明确病变部位。宜用单层薄布保护胸廓部位，叩击力量适中。操作过程中应密切观察患者的反应；操作后让患者休息，协助做好口腔护理。

（5）机械排痰：适用于无力咳出黏稠痰液、意识不清或排痰困难者。注意事项为每次吸痰少于 15 s，两次抽吸间隔时间大于 3 min；吸痰动作要轻柔、迅速，将不适感降至最低；在吸痰前、中、后适当提高氧浓度，避免吸痰引起低氧血症；严格无菌操作，避免呼吸道交叉感染。

5. 用药护理

遵医嘱给予止咳、祛痰药物，观察药物不良反应和疗效。

二、肺源性呼吸困难

（一）基本概念

肺源性呼吸困难是指患者主观感觉空气不足、呼吸不畅，客观表现为呼吸用力，呼吸频率、深度及节律异常。肺源性呼吸困难是由于呼吸系统疾病引起通气、换气功能障碍，发生缺氧或二氧化碳潴留所致。

（二）护理评估

1. 健康史

肺源性呼吸困难最常见于慢性阻塞性肺疾病（chronic obstructive pulmonary disease，COPD），其次为支气管哮喘。

2. 身体状况

评估呼吸困难的特点分为吸气性呼吸困难、呼气性呼吸困难、混合性呼吸困难。

身体评估：患者是否有注意力不集中、烦躁不安、神志恍惚、谵妄，是否有鼻翼翕动、张口呼吸或点头呼吸，是否呼吸频率、节律、深度异常，是否有桶状胸、双肺肺泡呼吸音减弱或消失。

3. 辅助检查

动脉血气分析了解低氧血症和二氧化碳潴留的程度，肺功能测定了解肺功能的基本状态。

4. 心理和社会支持情况

患者呼吸困难，活动受限，是否引起患者紧张、抑郁、焦虑或恐惧。

（三）常见护理诊断

气体交换受损与呼吸道痉挛、呼吸面积减少、换气功能障碍有关，活动无耐力与呼吸功能受损导致机体缺氧有关。

（四）护理措施

1. 环境与休息

提供安静、温度和湿度适宜，空气洁净的环境。

2. 保持呼吸道通畅

根据病情选择方法，如指导有效深呼吸、咳嗽、咳痰，吸入疗法，胸部叩击，机械排痰，体位引流，解痉与祛痰等。

3. 病情观察

动态观察患者呼吸状况，判断呼吸困难类型。

4. 呼吸训练

缩唇呼吸，技巧是通过缩唇形成的微弱阻力来延长呼吸时间，增加气道压力，延缓气道塌陷。膈式或腹式呼吸，患者可取立位、半卧位、平卧位。

5. 氧疗或机械通气的护理

根据呼吸困难类型、严重程度不同，进行合理氧疗或机械通气，以缓解症状。只有缺氧而无二氧化碳潴留者，可开始给予高流量（4~6 L/min）、高浓度的吸氧（36%~45%），以尽快纠正缺氧。如果既有缺氧又有二氧化碳潴留，则给予持续低流量（1~2 L/min）、低浓度吸氧（25%~29%）。

6. 饮食

宜给予高热量、高蛋白、高维生素、适量纤维素、清淡、易消化的饮食，避免产气的饮食。

7. 用药护理

遵医嘱应用支气管舒张剂、呼吸兴奋剂等，观察药物疗效和不良反应。

8. 心理护理

医护人员应陪伴患者身边，安慰患者，使其保持情绪稳定，增加安全感。

三、咯血

（一）基本概念

咯血是指喉及其以下呼吸道或肺组织出血，经口咳出。

（二）护理评估

1. 健康史

咯血大多数是由呼吸和循环系统疾病所致，呼吸系统疾病咯血，最常见的是肺结核，其次是支气管扩张，再次是支气管肺癌，以及肺炎、慢性支气管炎、慢性肺脓肿等。其他系统引起咯血的有风湿性心脏病二尖瓣狭窄、急性肺水肿、肺梗死、血液病、系统性红斑狼疮等。

2. 身体状况

（1）评估咯血量：咯血量的多少与病因和病变范围有关，但与疾病严重程度不完全一致。临床将咯血分为痰中带血，少量咯血（<100 mL/d），中等量咯血（100~500 mL/d），大量咯血（>500 mL/d，或一次 >300 mL）。

（2）伴随症状：大咯血常伴有呛咳、脉速、出冷汗、呼吸急促、面色苍白、紧张不安和恐惧感，可出现各种并发症，如窒息、肺不张、继发肺部感染、失血性休克。

3. 辅助检查

肺部 X 线胸片或 CT 检查，纤维支气管镜及组织活检，痰液找病原体或脱落细胞检查，有利于明确咯血的原因。

4. 心理和社会支持状况

患者和家属常表现出烦躁不安、焦虑和恐惧。

（三）常见护理诊断

有窒息的危险与大量咯血致呼吸道血液滞留有关，恐惧与突然大咯血或反复咯血不止有关。

（四）护理措施

1. 一般护理

（1）保持病室安静、舒适，患者静卧休息，避免不必要的交谈，以减少肺部活动。少量咯血可自行停止；大量咯血时绝对卧床休息，协助患者取患侧卧位，以免血液流入健侧气道影响通气。

（2）医护人员陪伴在患者旁，安慰患者，告知咯血的原因、治疗方法及效果。

（3）大量咯血者暂禁食，少量咯血者宜进食温凉或温的流质饮食，避免刺激性食物或饮料。

2. 病情观察

记录咯血量，定期监测生命体征及尿量，密切观察患者有无窒息或窒息先兆，有无肺不张、继发感染、失血性休克的表现。

3. 用药护理

按医嘱应用止血药，注意观察有无药物的不良反应。

4. 窒息的抢救

大咯血的患者，病床旁备好吸引器、氧气、气管切开包、止血药、呼吸兴奋剂、升压药物等设备和药品。发现患者窒息时，立即将患者置于头低足高俯卧位，脸侧向一旁，轻拍背部或刺激患者咽喉部以利血块排出，并迅速用手掏出或吸出口、咽、喉、鼻部血块。无效时，配合医生气管插管或气管切开，以迅速解除呼吸道梗阻。

四、胸痛

（一）基本概念

胸痛是各种刺激因素，如缺氧、炎症、肌张力改变、肿瘤浸润、组织坏死以及物理化学因素等，刺激胸部的感觉神经产生痛觉冲动，传至大脑皮质的痛觉中枢引起胸部疼痛。

（二）护理评估

1. 健康史

主要由胸部疾病引起，少数由其他部位的病变引起。引起胸痛的呼吸系统疾病，常见于胸膜炎、自发性气胸、肺炎、支气管肺癌、胸膜肿瘤等；胸壁疾病，如带状疱疹、肋间神经炎及胸壁外伤等；心脏与大血管疾病，如心绞痛、急性心肌梗死、主动脉夹层、肺梗死等；纵隔疾病及其他疾病，如食管炎、纵隔肿瘤、膈下脓肿等。

2. 身体状况

评估胸痛的特点，胸膜炎为尖锐刺痛或撕裂痛，且在深呼吸和咳嗽时加重，屏气时减轻，可触到胸膜摩擦感或听到胸膜摩擦音。自发性气胸，为突发的剧烈疼痛或撕裂样疼痛，伴干咳，叩之呈过清音或鼓音，呼吸音减弱或消失。肺癌，多为胸部闷痛或隐痛，进行性加重。肺炎、肺结核出现胸痛，伴有咳嗽、咳痰或呼吸困难，肺部可闻及干湿啰音。

3. 辅助检查

X 线胸片或 CT、血常规、心电图、心肌酶学检查等可协助病因诊断。

4. 心理和社会支持状况

疼痛发生时，患者是否有烦躁、焦虑不安，诊断未明确之前是否有恐惧。

（三）常见护理诊断

胸痛与病变累及壁层胸膜、胸壁组织，或与心肌缺血、缺氧有关。

（四）护理措施

1. 一般护理

胸痛的患者应休息，可减少肺部和胸廓的运动而减轻胸痛。

2. 缓解疼痛

（1）指导患者减轻疼痛的方法。

（2）制动止痛。

（3）药物止痛。

3. 病情观察

注意观察胸痛的部位、性质、时间、加重和缓解因素，分析胸痛的原因，注意生命体征。

4. 用药护理

严格按医嘱给予止痛药物，注意其疗效和不良反应。

第二节　急性呼吸道感染的护理

一、概述及病因

（一）概述

急性呼吸道感染是指呼吸道黏膜及组织的急性炎症，依感染部位的不同分为急性上呼吸道感染和急性气管－支气管炎。急性上呼吸道感染是鼻、咽、喉部急性炎症的总称，简称“上感”，是较常见的一种感染性疾病。发病率高，不分年龄、性别、地区及职业，且传染性较强。全年均可发病，以冬春季节多发，可通过含有病毒的飞沫或被污染的手和用具传播。病程有一定的自限性。急性气管－支气管炎是由感染、理化刺激或过敏等因素引起的气管－支气管黏膜的急性炎症，常于寒冷季节或气候突变时发生，也可由急性上呼吸道感染迁延而来，是呼吸系统的常见病。

（二）病因

主要由病毒和细菌感染引起。另外，理化因素和过敏因素亦可导致急性气管－支气管炎。

1. 感染

常见病毒有呼吸道合胞病毒，鼻病毒，埃可病毒，流感病毒（A、B、C），腺病毒，柯萨奇病毒，麻疹病毒，风疹病毒等。细菌以溶血性链球菌多见，其次为流感嗜血杆菌、肺炎球菌、葡萄球菌等，偶可见到革兰阴性杆菌。急性上呼吸道感染 70%~80% 由病毒引起。急性气管－支气管炎以细菌感染为主，可由病毒、细菌直接感染所致，也可在病毒感染的基础上继发细菌感染。

2. 理化因素

过冷空气，粉尘，刺激性气体或烟雾（如二氧化硫、二氧化氮、氨气、氯气等）吸入，刺激气管－支气管黏膜引起急性炎症。

3. 过敏反应

吸入花粉、有机粉尘、真菌孢子等过敏原，或对感染的细菌蛋白质过敏等，均可引起气管－支气管黏膜过敏性炎症反应。各种能引起全身或呼吸道局部防御功能下降的因素，如受凉、淋雨、睡眠不足、过度劳累或紧张等均可诱发。

二、护理评估

（一）症状、体征

1. 上呼吸道感染

按病因和受感染部位不同，可分为以下几种类型。

1）普通感冒

普通感冒俗称“伤风”，以鼻咽部炎症为主要表现，多由鼻病毒感染所致。起病急，早期有鼻咽部干、痒、烧灼感，可有打喷嚏、鼻塞、流清水样鼻涕等症状，2~3 d 后鼻涕变得黏稠，同时常伴有咽痛，部分患者可有流泪、听力减退、味觉迟钝、咳嗽、声音嘶哑等表现。一般病程 5~7 d，全身症状常较轻，可有低热、轻度畏寒及头痛。体检可见鼻黏膜充血、水肿，有炎性分泌物，咽部轻度充血等。

2）病毒性咽峡炎

（1）急性病毒性咽峡炎：急性病毒性咽炎以咽部发痒、灼烧感和疼痛为主要表现。体检可见咽部充血、水肿、淋巴滤泡增生，少数患者有颌下淋巴结肿大并伴触痛。合并急性病毒性咽鼓管炎症时，可出现暂时性听力减退。腺病毒感染时常合并结膜炎，链球菌感染时多有吞咽疼痛。

（2）急性病毒性咽峡炎：急性病毒性喉炎以声音嘶哑、发声困难、咽痛、咳嗽和发热为主要表现，体检可见喉部水肿、充血，局部淋巴结肿大及压痛，部分患者可闻及喘鸣音。

2. 急性气管－支气管炎

起病较急，发病前常先有急性上呼吸道感染症状。全身症状较轻，可有轻度畏寒、发热，体温多在 38 ℃左右，一般于 3~5 d 降至正常。以咳嗽、咳痰为主要症状，初为干咳或少量黏液性痰，随病情加重随后可转为黏液脓性或脓性，且痰量增多，咳嗽加剧，偶可痰中带血，症状可持续 2~3 周。如存在支气管痉挛，可有不同程度的气促，伴胸骨后紧缩感。体检：呼吸音多正常，两肺可闻及散在的干、湿性啰音，部位不固定，咳嗽后可减少或消失，亦可伴有哮鸣音。

（二）并发症

急性上呼吸道感染如不及时治疗，易并发急性鼻窦炎、中耳炎、气管－支气管炎、病毒性心肌炎。部分链球菌感染者，可并发风湿热、肾小球肾炎。急性气管－支气管炎，如迁延不愈，可演变为慢性支气管炎。

（三）心理、社会状况

绝大多数患者对此病不重视，出现并发症者常有懊悔心理。在幼儿园或学校可出现小范围流行。

（四）常用检查及结果

1. 血液检查

病毒感染时，白细胞计数可正常或稍偏低，淋巴细胞比例偏高；细菌感染时，白细胞总数及中性粒细胞比例增多，并有核左移现象。

2. 病原学检查

必要时，可用免疫荧光法、酶联免疫吸附试验、血清学诊断方法或病毒分离和鉴定方法确定病毒的类型。可做细菌培养和药物敏感试验以帮助细菌感染的诊断和治疗。

3. X 线检查

急性气管 – 支气管炎时，可见两肺纹理增粗。

（五）治疗要点

治疗原则为针对病因，控制症状，加强营养提高机体抵抗力，预防并发症。根据感染的病原体及病情轻重，选用抗生素或抗病毒药物治疗。对发热、咳嗽、咳痰、喘息明显者，可给予降温、止咳、祛痰、平喘治疗。

三、常用护理诊断

（1）清理呼吸道无效：与支气管炎症、痰液黏稠有关。

（2）体温过高：与气管 – 支气管炎症有关。

四、护理要点及措施

（一）控制炎症

病毒感染者，可遵医嘱选用清热解毒液、板蓝根冲剂、抗病毒口服液等药物治疗。细菌感染者，可选用敏感抗生素。

（二）降温

在控制感染的基础上，可采取物理或化学降温措施。

（1）观察患者的体温变化和热型。

（2）体温超过 38.5 ℃给予物理降温，如头部冷敷、温水浴等。物理降温后 0.5 h 测量体温并记录。

（3）物理降温无效者，可遵医嘱使用退热剂，并观察降温效果。使用退热剂后应 0.5 h 测量体温。注意观察退热剂的胃肠道不良反应，如恶心、呕吐等。年老体弱者不宜大量使用退热药，以防大量出汗导致虚脱。

（三）缓解不适

加强营养，适当休息。对鼻塞、流涕等症状突出者可用麻黄素滴鼻，或遵医嘱服用氨麻美敏片（Ⅱ）、氯芬黄敏等药物。咽痛者可选用复方草珊瑚含片、金嗓子喉片、西瓜霜含片等药物。

（四）监测并发症

上感患者出现发热、头痛加重，伴脓涕，鼻窦有压痛，提示鼻窦炎；出现发热、咳嗽、咳痰，提示并发气管–支气管炎；出现耳鸣、耳痛、外耳道流脓等，提示中耳炎；恢复期出现胸闷、心悸、眼睑水肿、腰酸或关节痛等症，提示并发心肌炎、肾炎、风湿热等。一旦出现并发症，应及时就医。

五、健康教育

（一）切断流行环节

在流行期间，注意患者隔离，尽量少到公众场所。尽量不要外出，外出时需戴口罩，防止交叉感染。打喷嚏时用手纸掩住口、鼻，家人或机体抵抗力低下者不与患者密切接触。

（二）提高抵抗力

注意劳逸结合，加强营养，积极参加体育锻炼和耐寒锻炼。从夏季开始，坚持每天早晚用冷水洗鼻、洗脸 1 次，或将脸、鼻浸入水中反复 2~3 次，亦可用冷水擦身，擦完后用干毛巾擦皮肤至微红为宜；身体情况较好者，可进行冷水浴锻炼，但年老体弱对冷水不适应者，不宜勉强进行。

（三）避免诱因

避免受凉、淋雨、过度疲劳，避免吸入刺激性气体、粉尘，避免接触过敏原，吸烟者戒烟。注意气候改变，及时增减衣服。经常开窗通风换气，保持室内空气新鲜，阳光充足。

（四）药物预防

在流行期间室内可用食醋 5~10 mL 加等量水稀释，关闭门窗加热熏蒸，连用 3 d。亦可口服板蓝根颗粒等中成药预防，必要时可注射流感疫苗。病毒感染鼻、咽、喉、扁桃体，常引起喷嚏、鼻塞、流鼻涕、乏力、全身酸痛，咽痛，声音嘶哑、发声困难等症状，且疾病可通过空气飞沫传播。一般感冒呈自限性，经休息、营养、抗病毒和对症处理可治愈，个别重症可并发鼻窦炎、中耳炎、心肌炎。气管–支气管感染以细菌多见，主要表现为畏寒、发热、咳嗽、咳痰，用抗生素治疗可好转。个别溶血性链球菌感染的扁桃体炎，可并发风湿热、肾炎。

第三节 支气管扩张症的护理

一、概述及发病原因

（一）概述

支气管扩张是指近端中等大小支气管由于管壁的肌肉和弹性成分被破坏，导致其管腔形成异常的、不可逆性扩张、变形。本病多为获得性，常见于儿童和青年。大多继发于急、慢性呼吸道感染和支气管阻塞后，患者多有麻疹、百日咳或支气管肺炎等病史。临床表现主要为慢性咳嗽，咳大量脓痰和（或）反复咯血。近年来随着急、慢性呼吸道感染的恰当治疗，其发病率有减少趋势。

（二）发病原因

支气管扩张的主要病因是支气管－肺组织感染和支气管阻塞。支气管扩张也可能是先天发育障碍及遗传因素引起，但较少见。另有约 30% 支气管扩张患者病因未明，可能与遗传、免疫失衡或解剖缺陷等因素有关。

1. 支气管－肺组织感染和阻塞

常见的病毒和细菌感染使支气管管腔黏膜充血、水肿，分泌物阻塞使管腔狭小，导致引流不畅而加重感染，两者相互影响，促使支气管扩张的发生和发展。幼儿百日咳、麻疹、支气管肺炎是支气管－肺组织感染所致支气管扩张最常见的原因。由于儿童支气管管腔细、管壁薄弱，易阻塞，反复感染破坏支气管壁各层组织，使弹性减退；或细支气管周围肺组织纤维化，牵拉管壁，致使支气管变形扩张。肺组织的慢性感染或结核病灶愈合后的纤维组织牵拉，也可形成支气管扩张。此外，肿瘤、异物吸入或支气管外肿大的淋巴结压迫，也可导致远端支气管－肺组织感染而致支气管扩张。

2. 支气管先天性发育畸形和遗传因素

支气管先天性发育畸形，如巨大气管－支气管症，可能是先天性结缔组织异常、管壁薄弱所致的扩张；因软骨发育不全或弹性纤维不足，导致局部管壁薄弱或弹性较差，伴有鼻窦炎及内脏转位（右位心），被称为卡塔格内（Kartagener syndrome）综合征；常伴支气管扩张，并与遗传因素有关的肺囊性纤维化和遗传性 α1 抗胰蛋白酶缺乏症，都可有支气管黏稠分泌物潴留，引起阻塞、肺不张和感染，诱发支气管扩张。

3. 机体免疫功能失调

支气管扩张可能与机体免疫功能失调有关，且体液免疫缺陷比细胞免疫缺陷更易发生。体液免疫缺陷者，由于其气管 – 支气管分泌物中缺乏 IgA 或 IgG 抗体，易导致反复病毒或细菌感染。另外，目前已发现类风湿关节炎、克罗恩病（Crohn disease）、溃疡性结肠炎、系统性红斑狼疮、支气管哮喘和泛细支气管炎等免疫相关疾病可同时伴有支气管扩张。

二、护理评估

（一）临床表现

支气管扩张可发生于任何年龄，但以青少年为多见。大多数患者在幼年有麻疹、百日咳或支气管肺炎迁延不愈病史，一些支气管扩张患者可能伴有慢性鼻窦炎或家族性免疫缺陷病史。

1. 症状

典型的症状为慢性咳嗽，大量脓痰和反复咯血。

1）慢性咳嗽、大量脓痰

慢性咳嗽、大量脓痰与体位改变有关，这是由于支气管扩张部位分泌物积蓄，改变体位时分泌物刺激支气管黏膜引起咳嗽和排痰。常在晨起或夜间卧床转动体位时咳嗽、咳痰量增多。感染急性发作时，黄绿色脓痰明显增多，每日可达数百毫升，如痰有臭味，提示合并有厌氧菌感染。感染时，痰液收集于玻璃瓶中静置后出现分层的特征：上层为泡沫，下悬脓性成分；中层为混浊黏液；下层为坏死组织沉淀物。引起感染的常见病原体为铜绿假单胞菌、金黄色葡萄球菌、流感嗜血杆菌、肺炎链球菌和卡他莫拉菌。

2）反复咯血

50%~70% 的患者有程度不等的咯血，咯血程度不等，咯血量与病情严重程度、病变范围有时不一致。部分患者以反复咯血为唯一症状，平时无咳嗽、咳脓痰等症状，临床上称为“干性支气管扩张”，其支气管扩张多位于引流良好的部位。

（3）反复肺部感染

其特点是同一肺段反复发生肺炎并迁延不愈。常由上呼吸道感染向下蔓延所致，出现发热、咳嗽加剧、痰量增多、胸闷、胸痛等症状。

（4）慢性感染中毒症状

反复继发感染可有全身中毒症状，如发热、乏力、食欲减退、消瘦、贫血等，严重者可出现气促与发绀。重症支气管扩张患者由于支气管周围肺组织化脓性炎症和广泛的肺组织纤维化，可并发阻塞性肺气肿、肺心病，继而出现相应症状。

另外，由于支气管持续的炎症反应，部分患者可出现可逆性的气流阻塞和气道高反应性，表现为喘息、呼吸困难和发绀。

2. 体征

早期或干性支气管扩张可无异常肺部体征，病变重或继发感染时常可闻及下胸部、背部固定而持久的局限性粗湿啰音，有时可闻及哮鸣音，部分慢性患者伴有杵状指（趾）。出现肺气肿、肺心病等并发症时有相应体征。

（二）检查

1.X 线检查

（1）胸部平片对支气管扩张的敏感性较差。早期轻症患者常无特殊发现，以后可显示一侧或双侧下肺纹理局部增多及增粗，而典型的 X 线表现为粗乱肺纹理中有多个不规则的蜂窝状透亮阴影或沿支气管的卷发状阴影，感染时阴影内出现液平面。

（2）普通 CT 扫描诊断支气管扩张的敏感性和特异性分别是 66% 和 92%，而高分辨率 CT（HRCT）诊断的敏感性和特异性均可达到 90% 以上，现已成为支气管扩张的主要诊断方法。特征性表现为管壁增厚的柱状扩张或成串成簇的囊样改变。

2. 其他检查

有助于支气管扩张的直观或病因诊断。纤维支气管镜可发现出血、扩张或阻塞部位，还可进行局部灌洗做涂片、细菌学、细胞学检查，也可经纤维支气管镜做选择性支气管造影。肺功能测定，可以证实由弥漫性支气管扩张或相关的阻塞性肺病导致的气流受限。痰液检查，常显示含有丰富的中性粒细胞以及定植或感染的多种微生物。痰涂片染色以及痰细菌培养结果可指导抗生素治疗。白细胞总数和分类一般在正常范围，急性感染时白细胞及中性粒细胞增高。

三、护理诊断 / 问题

（1）清理呼吸道无效：与大量脓痰滞留呼吸道有关。

（2）焦虑或恐惧：与担心反复咯血及预后差有关，恐惧与大咯血有关。

（3）有窒息的危险：与大咯血有关。

（4）营养失调，低于机体需要量：与消耗增多、摄入不足有关。

（5）活动无耐力：与营养不良、贫血等有关。

四、护理措施

（一）术前护理

1. 心理护理

支气管扩张患者反复大量咯血、感染、发热，经过长期内科治疗效果不佳，患者对手术治疗存有顾虑，心理压力较大，担心手术效果，因此情绪波动大、出现焦虑等不良心理反应。手术前高度焦虑不仅给患者带来心理痛苦，而且会干扰手术和麻醉等医疗活动的顺利实施，增加术后并发症的发生。为了增强患者对护士的信任感，消除或减轻患者的焦虑和恐惧心理，医护人员应加强与患者和家属的沟通，讲解有关疾病及手术方面的知识，手术方式及手术治疗的必要性和重要性、注意事项，术后可能出现的不适及应对方法，消除患者对手术环境的陌生感，树立战胜疾病的信心，使患者保持良好的心理状态接受手术。

2. 术前准备

协助患者及时完成术前相应检查，胸部 CT、X 线胸片、B 超、心电图、肝肾功能检查、交叉配血、药物过敏试验，抽血做血常规、血型、电解质、输血前五项等，手术前 1 d 常规手术野备皮，术晨更衣、禁食、禁水。

3. 术前指导呼吸系统训练

向家属和患者讲解呼吸功能的重要性以及可能出现的并发症，从而取得患者的积极配合，深呼吸训练每日 2~3 次，每次 10~15 min，应根据患者的具体情况而定。让患者进行有效的咳嗽和咳痰，反复练习深呼吸和屏气，胸及腹部突然用力，使胸膜腔内压升高，咳嗽后使气体或痰快速咳出，或练习吹气球，吹气球也是促进肺复张的一种方法。鼓励患者吹气球促使肺部膨胀，方法是先要深深地吸气，然后缩唇缓慢用力吹气，如此反复进行深呼吸锻炼，有利于将痰液排除。

（二）术后的护理

术后患者回病室后，给予心电监护，同时监测患者的心率、心律、血压、呼吸、血氧饱和度的情况，以便掌握病情变化，及时处理。尤其是要注意观察呼吸的频率、节律和深浅度及呼吸音情况，注意患者有无气急、发绀等缺氧征象，注意有无呼吸窘迫现象，若有异常，及时汇报。术后患者全麻清醒，拔除气管插管，生命体征平稳后抬高床头 15° ~30°给予半卧位，可使膈肌下降，增加肺活量，有利于通气及胸腔管引流，保持呼吸道通畅。同时，可为患者叩背，护士手扶患者，另手掌指关节微屈成握杯状，利用腕力轻柔地迅速从下至上、由两侧到中央叩击背部，边叩边鼓励患者咳嗽排痰。叩击可在患者呼气时进行，使松动的分泌物利用气流的冲击将痰排出，叩背时力量适中，利于痰液排出，促进肺复张。病情稳定后，鼓励患者早期下床活动。可有效预防肺不张，改善通气功能。术后 24~36 h 血压常会有波动现象，需严密观察，及时汇报处理。吸氧，常规低流量吸氧 3~4 d，及时排除呼吸道的分泌物，防止并发症的发生。雾化吸入，术后常规雾化吸入 3 d 左右，每次 15~20 min，喷雾不能过大，以免发生窒息。气管内吸痰，术后未拔除气管导管患者，应及时从气管内吸出呼吸道分泌物。诱发咳嗽反射，用手指在患者颈部按压气管或天突穴位来刺激气管引起咳嗽反射，使呼吸道分泌物随痰而咳出。对无力咳嗽或怕痛不敢咳嗽的患者，护士一手按压住伤口，另一手中指按压胸骨上窝刺激总支气管，以引起咳嗽反射有力咳嗽。当患者咽干口渴而影响了咳嗽时，可酌情含漱或饮少量温开水；20 mL 生理盐水加糜蛋白酶 4000 U、庆大霉素 80 000 U 及地塞米松 5 mg 进行雾化吸入，每日 3 次，每次 15~20 min。

（三）胸腔引流管的护理

开胸术后引流管的护理对术后早期恢复非常重要，充分的引流，可排除积液积气，早期拔管，减轻患者的痛苦。术后仔细观察胸腔引流量及色泽的变化，由于胸部切口大，胸腔内粘连广泛，胸腔负压均会使胸腔内有较多的渗血，如术后 24 h 内引流量超过 500 mL 或超过 100 mL/h，色泽鲜红，血红蛋白 >60 g/L，床边胸部 X 线示凝固性血胸显影，有呼吸循环障碍，则诊断为胸腔内活动性出血。此时应严密观察血压、脉搏、血象等变化，并详细记录单位时间内的引流量。做到这些才能及时发现术后胸腔内有无活动性出血。

（1）支气管扩张合并肺结核患者，术后 5 h 内引流量为 600 mL，患者面色苍白，出冷汗，血压下降至 70/50 mmHg（1 mmHg=133 Pa），经输血补充血容量，使用止血药及抗休克处理，血压回升，引流量逐渐减少。

（2）注意观察水封瓶盖有无松动，管子有无脱开、扭曲或打折。

（3）为了保持水封瓶引流管通畅，防止血块堵塞管腔，要经常挤压引流管以免管口被血凝块堵塞。挤压方法：护士站在患者术侧，双手握住排液管距插管 10~15 cm，挤压时两手前后相接，后面的手用力捏住引流管使引流管闭塞，用前面手的食指、中指、无名指、小指指腹用力，快速挤压引流管，使挤压力与大鱼际肌的反作用力恰好与引流管的直径重叠，动作要快，这样能使气流反复冲击引流管口，防止血凝块堵塞管口。然后两手松开，这样由于重力的作用胸腔内的积液可从引流管中排出来，反复操作。如果患者发生活动性内出血，应不停地挤压引流管。

（4）耐心做好患者的心理护理，鼓励患者早期活动有利于引流，预防术后并发症，早期拔管，从而减轻痛苦。

（5）注意观察水封瓶内水柱流动情况，以及引流液的性质、颜色、量，防止血块堵塞管腔，并做好记录。

（6）伤口观察，注意伤口渗血、渗液以及伤口周围有无皮下气肿，如发现敷料浸湿要及时更换，保持敷料干燥、清洁，以防感染。

五、健康指导

首先是预防呼吸道感染，向患者及家属宣传防治呼吸道感染的重要性，及时治疗呼吸道慢性病灶，避免受凉，减少刺激性气体吸入，吸烟者应戒烟，注意保暖，预防感冒。其次是疾病知识指导，帮助患者正确认识和对待疾病，与患者及家属共同制定长期防治计划。告知患者及患者家属，要学会自我监测病情，一旦发现症状加重，应及时就医。掌握有效咳嗽、雾化吸入、体位引流方法，及抗生素的作用、用法、不良反应等。同时，鼓励患者参加体育锻炼，建立良好的生活习惯，劳逸结合，消除紧张心理，防止病情进一步恶化。

第四节 呼吸系统常用诊疗技术及护理

一、纤维支气管镜检查术及护理

纤维支气管镜检查是利用光学纤维内镜对气管与支气管管腔进行的检查，可经口腔、鼻腔、气管导管，或气管切开套管插入段、亚段支气管，甚至更深的肺部组织，在直视下行活检、钳取异物，清除阻塞物，并可注入药物或切除良性肿瘤。

（一）适应证

（1）原因不明的咯血，需要明确病因、部位或止血的患者。

（2）胸部 X 线阴影或占位性改变导致的支气管狭窄、阻塞、肺不张等，有刺激性干咳，经抗生素治疗不缓解，怀疑异物或肿瘤者。

（3）原因不明的喉返神经麻痹、膈神经麻痹，或上腔静脉阻塞。

（4）引流呼吸道分泌物，去除异物。

（5）局部给药，如支气管肺泡灌洗等。

（6）需引导气管导管，进行经鼻气管插管。

（二）禁忌证

（1）严重心、肺、肝、肾功能不全，全身状态极度衰竭者。

（2）严重高血压、心律失常、哮喘发作、大咯血，近期上呼吸道感染或高热者。

（3）凝血机制严重障碍者。

（4）主动脉瘤有破裂危险者。

（5）对麻醉药物过敏，不能用其他药物代替者。

（三）操作前护理

1. 患者准备

（1）评估患者对消毒剂、麻醉剂或术前用药是否过敏，有无高血压、心脏病等病史，有无出血倾向、鼻息肉及鼻中隔偏曲。

（2）向患者及家属解释检查目的、操作过程及有关配合注意事项，取得合作。

（3）签署知情同意书。

（4）给予患者指导：术前 4 h 禁食、禁水，以防误吸；清洁口腔，取下活动性义齿。术前 0.5 h 遵医嘱肌内注射阿托品 0.5 mg，或地西泮 10 mg，以减少呼吸道分泌及起到镇静作用。

2. 物品准备

纤维支气管镜，冷光源，润滑剂，注射器，吸引器等药物（生理盐水、局麻药、镇静药、止血药），纱布，无菌手套等，备好抢救设备。

（四）操作中护理

1. 体位

仰卧位，不能平卧者，可取坐位或半坐位。

2. 麻醉

2% 利多卡因溶液喷在鼻腔及咽喉部做黏膜表面麻醉，然后经纤维支气管镜滴入或环甲膜穿刺注入 2% 利多卡因 2~5 mL。

3. 插管

经鼻或口腔插入，气管切开患者可经气管切开处插入。

4. 配合

按需要配合医生做好吸引、活检、治疗等，密切观察患者面色、生命体征等，发现异常及时报告医生。

5. 拔管

协助医师拔管，擦净患者口鼻部，扶患者下检查台。

（五）操作后护理

（1）术后禁食、禁水 2 h，以防误吸，开始进食时以进温凉流质、半流质饮食为宜。

（2）鼓励患者轻咳出痰液和血液。嘱患者术后 0.5 h 内减少说话，使声带得以充分休息。如有声嘶或咽喉部疼痛，可给予雾化吸入。

（3）密切观察呼吸道出血情况，若为痰中带血丝，一般不需要特殊处理；若出血较多，应通知医生，发生大咯血时应及时配合抢救。注意观察患者是否有发热、胸痛、气急等情况。

（4）清理用物，初步消毒处理；及时送检标本；记录检查情况及患者反应。

二、胸腔穿刺术及护理

胸腔穿刺是自胸腔内抽取胸腔积液、积气或行胸膜腔的有创性操作。

（一）适应证

（1）胸腔积液性质不明者，可穿刺抽取积液协助病因诊断。

（2）胸腔内积气、积液影响呼吸者，可穿刺排气、排液，缓解压迫症状。

（3）脓胸患者抽取脓液或注入药物治疗。

（二）禁忌证

出血性疾病病情危重，体质衰弱、不能耐受操作者。

（三）胸腔穿刺术前护理

1. 患者准备

（1）评估患者有无麻醉药过敏史。

（2）向患者解释穿刺的目的、步骤及术中注意事项，消除紧张情绪。

（3）签署知情同意书。

（4）告知患者穿刺过程中不要咳嗽或深呼吸，必要时给予镇咳药。

2. 用物准备

无菌胸腔穿刺包，急救药品和器械。

（四）胸腔穿刺术中护理

1. 体位

协助患者反向坐于靠背椅上，两前臂置于椅背上缘，前额枕于前臂上，不能下床者可行半卧位，患者侧卧前臂上举抱于枕部。

2. 部位

多选肩胛角下第 7~8 肋间或腋中线第 5~6 肋间穿刺，气胸者取患侧锁骨中线第 3 肋间或腋前线第 4~5 肋间进针。

3. 穿刺配合

常规消毒穿刺皮肤，局部麻醉应充分，术者以食指、中指固定穿刺部位皮肤，右手沿局麻处下部肋骨上缘缓慢刺入胸壁直达胸腔。

4. 治疗配合

连接注射器，护士协助抽取胸腔积液或气体。根据治疗目的不同，可在抽液完成后注射药物。抽液、抽气过程中速度不宜过快，液量不宜过多，首次排液量不宜超过 600 mL，抽气量不超过 1000 mL，以后每次抽液量不应超过 1000 mL；诊断性抽液 50~100 mL 即可。穿刺过程中严格无菌操作。

5. 拔针

抽液结束后拔出针头，用无菌纱布覆盖固定。协助留取标本及时送检。

6. 观察

术中密切观察患者反应，若出现面色苍白、心悸、胸闷、剧痛等反应，或出现连续性咳嗽、气短、咳泡沫痰等现象时，立即停止抽液，对症处理，同时可遵医嘱皮下注射 0.1% 肾上腺素 0.3~0.5 mL。

（五）胸腔穿刺术后护理

1. 监测穿刺后反应

穿刺后患者健侧卧位 1 h，注意观察其生命体征，出现并发症及时报告医生并协助处理，观察穿刺部位情况并记录。

2. 一般护理

鼓励患者深呼吸，促进肺膨胀。24 h 后方可洗澡，以防感染。

3. 胸腔内注药护理

术中注射药物的患者，术后要稍活动，使药液在胸腔内混匀，观察用药后反应。

第三章 循环系统的护理

第一节 循环系统疾病常见症状的护理

一、心源性呼吸困难

（一）基本概念

心源性呼吸困难由各种心血管疾病引起，患者呼吸时感到空气不足，呼吸费力，并伴有呼吸频率、深度节律异常。

（二）症状、体征

1. 劳力性呼吸困难

在体力活动时发生或加重，休息后缓解或消失，常为左心衰竭最早出现的症状。是因运动使回心血量增加，左房压力升高，加重了肺淤血。

2. 夜间阵发性呼吸困难

夜间阵发性呼吸困难，即患者在夜间已入睡后因突然感到胸闷气急而憋醒，被迫坐起，呼吸深快。轻者数分钟至 10 余分钟后症状逐渐缓解，重者可伴有咳嗽咳白色泡沫痰、气喘、发绀、肺部哮鸣音，称为心源性哮喘。发生机制包括睡眠平卧时血液重新分配使肺血流量增加，横膈高位，肺活量减少，夜间迷走神经张力增高，小支气管收缩等。

3. 端坐呼吸

患者常因平卧时呼吸困难加重而被迫采取高枕卧位、半卧位或坐位，因抬高上身能减少回心血量并使横膈下降，有利于缓解呼吸困难。

（三）护理措施

1. 休息

明显呼吸困难时，应卧床休息，以减轻心脏负荷，利于心功能恢复。

2. 体位

根据患者呼吸困难的类型和程度采取适当的体位，如给患者 2~3 个枕头、摇高床头。严重呼吸困难时，协助端坐位，必要时双腿下垂。

3. 氧疗

对于有低氧血症者，纠正缺氧对缓解呼吸困难、保护心脏功能、减少缺氧性器官功能损害，有重要意义。

4. 静脉输液

静脉输液时，严格控制滴速，每分钟 20~30 滴，防止急性肺水肿发生。

5. 心理护理

了解患者心态，予以安慰和疏导，及时向患者解释疾病发展和治疗过程中出现的不同问题。

6. 密切观察病情变化

一旦发生急性肺水肿，应迅速给予两腿下垂坐位、乙醇（30%~50%）湿化吸氧及其他对症治疗措施。

二、心源性水肿

（一）基本概念

心源性水肿是指充血性心力衰竭时，体循环静脉淤血所引起的细胞外组织间隙的过量积液，最早出现在身体下垂部位，呈凹陷性。

（二）特点

（1）水肿逐渐形成，首先表现为尿量减少，肢体水肿，体重增加，然后逐渐出现下肢及全身水肿。

（2）水肿先从身体的下垂部位开始，逐渐发展为全身性水肿。一般首先出现下肢可凹陷性水肿，以踝部最为明显。伴有右心衰竭和静脉压升高的其他症状和体征，如心悸、气喘、颈静脉怒张、肝大，甚至胸水、腹水等。

（三）护理措施

1. 休息与体位

休息有助于增加肾血流量，提高肾小球滤过率，促进水钠排出，减轻水肿。因此，轻度水肿者应限制活动，重度水肿卧床休息，伴胸腔积液或腹水者宜采取半卧位。

2. 饮食护理

给予低盐、高蛋白、易消化饮食，根据病情适当限制液体摄入量。

3. 维持体液平衡，纠正电解质紊乱

记录 24 h 出入液量，静脉输液时注意控制输液速度，一般以 1~1.5 mL/min 为宜。

4. 皮肤护理

注意观察有无压疮发生。

三、心悸

（一）基本概念

心悸指自觉心慌不安，心跳剧烈、不能自主，常伴有胸闷不适、气短乏力，头晕甚至喘促，四肢冷汗或晕厥。

（二）诱因

发作常由情绪刺激，如惊恐紧张，或劳倦过度、饮酒、饱食诱发。心悸可以由于心脏活动的频率、节律或收缩强度的改变而导致，也可以在心脏活动完全正常的情况下产生，后者是因人们对自己心脏活动特别敏感而致。健康人一般仅在剧烈运动、精神高度紧张或高度兴奋时才会感觉到心悸，属于正常情况。

第二节　心绞痛的护理

一、概述

心绞痛是一种由于冠状动脉供血不足，导致心肌急剧的、暂时的缺血与缺氧所引起的，以发作性胸痛或胸部不适为主要表现的临床综合征。

二、护理评估

（一）疼痛发生的部位

心绞痛患者疼痛发生的部位，分辨是否位于胸骨体上段或中段之后并波及心前区，是否放射至左肩、左臂内侧或至颈、咽、下颌、背部、上腹部。

（二）疼痛的性质

心绞痛患者疼痛的性质，分辨是否为压迫、发闷或紧缩性，有无压榨、烧灼感，发作时是否伴有面色苍白、心率增快、血压升高、皮肤湿冷、出汗或濒死感等。

（三）疼痛发生的诱因

心绞痛患者疼痛发生的诱因，分辨是否常因体力劳动、情绪激动所诱发，是否在饱餐、寒冷刺激、吸烟及用力排便时发病。

（四）疼痛的持续时间

心绞痛患者疼痛的持续时间一般为 3~5 min，休息或含服硝酸甘油后逐渐缓解，可数日或数周发作 1 次，也可 1 d 内多次发作。

（五）既往史

了解患者既往是否有高血压、糖尿病或其他疾病，血脂是否偏高。

（六）日常生活形态

了解患者是否吸烟，是否喜欢吃胆固醇高及动物脂肪高的食物，如蛋黄、动物内脏、鸡、鸭皮等，是否超过理想体重。

（七）心理社会评估

了解患者是否常处于紧张状态，如工作压力大、工作不顺利。当患者面对压力的情境时，会使交感神经兴奋和刺激肾上腺分泌儿茶酚胺，使血管收缩、血压上升，增加心脏负荷，导致心肌缺氧，引起心绞痛。

（八）辅助检查

心电图检查是否正常，可有缺血性 ST–T 改变。运动负荷心电图和 24 h 动态心电图可明显提高缺血性心脏病的检出率。心肌显像检查用于评价心肌血流、心功能，可协助诊断。冠状动脉造影术可明确病变部位及程度。

三、护理中的症状判断

（1）疼痛、胸痛与心肌缺血、缺氧有关。

（2）活动无耐力与心肌氧的供需失调有关。

（3）潜在并发症是心肌梗死。

（4）焦虑与心绞痛反复发作有关。

四、护理措施

（一）病情观察

1. 部位

常见于胸骨中段或上段之后，其次为心前区，可放射至颈、咽部、左肩与左臂内侧，直至环指和小指。

2. 性质

突然发作的胸痛，常呈压榨、紧闷、窒息感，常迫使患者停止原有动作。

3. 持续时间

多在 1~5 min 内，很少超过 15 min。

4. 诱因

疼痛多发生于体力劳动、情绪激动、饱餐、受寒等情况下。

5. 缓解方式

休息或含服硝酸甘油后几分钟内缓解。

（二）体征

发作时患者面色苍白、冷汗、气短，或有濒死感，有时可出现血压波动或心律、心率的改变。

（三）密切观察

掌握心绞痛患者典型的临床症状和体征后应密切观察脉搏、血压、呼吸的变化情况。密切观察疼痛的部位、性质、范围、放射性、持续时间、诱因及缓解方式，以利于及时正确地判断、处理。在有条件情况下应进行心电监护，无条件时，对心绞痛发作者应定期检测心电图，观察其改变。

（四）对症护理

患者主要表现为疼痛，应即刻给予休息、停止活动、舌下含服硝酸甘油，必要时给予适量镇静剂，如地西泮等，发作期可给予吸氧。

（五）一般护理

心绞痛发作时应立即就地休息，停止活动。给予高维生素、低热量、低动物脂肪、低胆固醇、易消化的清淡饮食，适量蛋白质，少量多餐，避免过饱及刺激性食物与饮料，禁烟酒，多吃蔬菜、水果。保持大便通畅，方法见本章第一节。

（六）心理护理

了解患者心态，予以安慰和疏导，及时向患者解释疾病发展和治疗过程中出现的不同问题。

（七）生活指导

指导患者合理安排工作和生活，急性发作期间应就地休息，缓解期注意劳逸结合。消除紧张、焦虑、恐惧情绪，避免各种诱发因素。指导患者正确使用心绞痛发作期及预防心绞痛的药物。宣传饮食保健的重要性，让患者主动配合，定期随访。

五、健康指导

（一）疾病知识宣教

合理饮食，戒烟限酒，适量运动，自我心理调适。宣传饮食保健的重要性，取得患者主动配合。指导患者学会控制自己的情绪，合理安排工作和生活，急性发作期间应就地休息，缓解期注意劳逸结合。讲解发病有关知识，嘱患者戒烟限酒。适量运动有利于侧支循环的建立，提高活动耐力。活动以有氧运动为主，最大活动量以不发生心绞痛症状为度，避免竞赛活动和屏气用力动作。秋、冬季外出应注意保暖，以防冠状动脉收缩而加重心肌缺血。消除紧张、焦虑、恐惧情绪，避免各种诱发因素。

（二）用药指导

指导患者遵医嘱服药，不要擅自增减药量，自我监测药物的不良反应。外出时随身携带硝酸甘油以备急需。硝酸甘油见光易分解，应放在棕色瓶内存放于干燥处，以免潮解失效。药瓶开封后每 6 个月更换 1 次，以确保疗效。

（三）病情监测指导

掌握心绞痛发作的自我保健：胸痛发作时应立即停止活动或舌下含服硝酸甘油。服药后 3~5 min 仍不缓解可重复使用，连续 3 次仍不能缓解，或心绞痛发作比以往频繁、程度加重，疼痛时间延长，应及时就医，警惕心肌梗死的发生。不典型心绞痛发作时，可能表现为牙痛、肩周炎、上腹痛等，为防止误诊，可先按心绞痛发作处理并及时就医。对于规律性发作的劳力性心绞痛，可进行预防用药，如外出、就餐、排便等活动前含服硝酸甘油。

（四）定期复查

告知患者定期复查，包括复查心电图、血压、血糖、血脂、肝功能等。

第三节　高血压的护理

一、概述

高血压是以体循环动脉血压增高为主要表现的临床综合征，是多种心血管疾病的危险因素，并影响心、脑、肾等重要器官，甚至造成心脏功能衰竭的疾病。发病率高、危害性大，是心血管疾病死亡的主要原因之一。目前，我国采用国际统一的标准：收缩压≥ 140 mmHg（1 mmHg=133 Pa）和（或）舒张压≥ 90 mmHg（1 mmHg=133 Pa）即诊断为高血压。绝大多数高血压患者原因不明，称之为原发性高血压，又称高血压病，占高血压发病率 90% 以上。另有不足 5% 患者，血压升高是某些疾病的一种表现，有明确而独立的原因，称继发性高血压。继发性高血压以肾性高血压最常见，可由急、慢性肾小球肾炎，肾动脉狭窄，多囊肾等引起。其次为内分泌性，见于嗜铬细胞瘤、原发性醛固酮增多症等。血压的调节是个复杂的过程，主要取决于心排血量和外周阻力，凡是影响心排血量和外周血管阻力的因素都能影响血压。

二、护理评估

（一）健康史

应了解有无明显的家族史，注意发病年龄（40 岁以后发病率明显增多，尤其是收缩压增高明显）。了解饮食量及盐和脂类摄入量，是否从事注意力高度集中的职业，是否长期处于对视觉、听觉形成慢性刺激的环境，有无长期精神紧张、抑郁和心理应激的情况，有无烟酒嗜好，体重是否超重等。

（二）身体状况

1. 一般表现

原发性高血压起病隐匿，病程缓慢，早期多无症状，或有头痛、头晕、心悸、注意力不集中、烦躁、易怒、失眠、乏力等，症状轻重与血压升高程度未必一致，很多患者于体检时方被发现。血压早期波动，以后逐渐明显而持久。体检时可听到主动脉瓣区第二心音亢进、收缩期杂音或收缩早期喀喇音，以及头颈部动脉搏动。

2. 并发症（后期表现）

随着病程进展，血压持久增高，可有心、脑、肾等靶器官损害。在我国以心、脑血管并发症最为常见。

（1）心脏：可引起心肌肥厚、扩大，发生心室“重构”，称高血压心脏病，最终导致充血性心力衰竭。高血压促进动脉粥样硬化的发生和发展，常同时合并有冠心病，发生心绞痛、心肌梗死、心律失常等。

（2）脑：可并发多种急性脑血管疾病，如脑出血、短暂性脑缺血发作、脑血栓形成，以及脑循环急性障碍所致的高血压脑病等。

（3）肾：由于进行性肾动脉硬化，出现蛋白尿及肾功能损害。

3. 高血压急症

高血压急症指在短期（数小时至数日）内血压急剧增高，并伴有心、脑、肾等损害的危急状态。

（1）恶性高血压：多见于中、青年，发病急骤，血压显著升高，舒张压维持在 130~140 mmHg（1 mmHg=133 Pa）或更高，有头痛、乏力、视力减退、眼底出血或渗出、视盘水肿，可在短期内出现心、脑、肾的严重损害，死亡原因常是肾衰竭。

（2）高血压危象：在高血压病程中，由于全身小动脉的暂时强烈痉挛，周围血管阻力明显增加，致血压急骤上升，以收缩压升高为主，出现剧烈头痛、烦躁、气急、胸闷、视力模糊等，并常伴有交感神经功能亢进症状，甚至有心绞痛、肺水肿等。

（3）高血压脑病：病程中血压突然或明显升高，发生急性脑循环功能障碍，引起脑水肿、颅内压增高，出现一系列神经症状，如剧烈头痛、呕吐、神志改变，或有暂时性偏瘫、失语、偏身感觉障碍、视盘水肿等。

4. 高血压分类和危险度分层

（1）高血压分类：血压增高达到高血压标准，继发性高血压者除外，即可诊断原发性高血压。

（2）高血压危险度分层：血压的高低并不能完全决定高血压患者病情的严重程度和预后，应结合患者的心血管疾病危险因素及合并的靶器官损害进行危险度分层。高血压危险因素，包括吸烟、高脂血症、糖尿病、年龄 >60 岁男性或绝经期后女性、心血管病家族史。靶器官损害及并发的疾病包括：心脏疾病（左心室肥大、心绞痛、心肌梗死、曾接受冠状动脉旁路手术、心力衰竭），脑血管疾病（脑卒中或短暂性脑缺血发作），肾脏疾病（蛋白尿或血肌酐升高），周围动脉疾病、高血压视网膜病变（大于或等于Ⅰ级）。危险度分层：一是低度危险组，高血压1级，不伴有上列危险因素。治疗以改善生活方式为主，如6个月后无效，再给予药物治疗。二是中度危险组，高血压1级伴1~2个危险因素，或高血压2级不伴有或伴有不超过2个危险因素者。治疗除改善生活方式外，给予药物治疗。三是高度危险组，高血压1~2级伴至少3个危险因素者，必须药物治疗。四是极高危险组，高血压3级或高血压1~2级伴靶器官损害及相关的临床疾病者（包括糖尿病），必须尽快给予强化治疗。

（三）心理状况

患者常有情绪不稳定、烦躁、情感脆弱的性格特点，发病后容易紧张、焦虑。当症状加重影响工作和生活，尤其是治疗不当或治疗效果不佳时，易出现烦躁、抑郁、失眠。有心、脑、肾后期并发症者，会郁郁寡欢、丧失信心，甚至出现恐惧心理。

（四）实验室及其他检查

（1）X线胸片，动脉是否迂曲、扩张或左心室增大。

（2）心电图，是否有左室肥大、缺血性改变或心律失常。

（3）超声心动图，是否有左室肥厚、增大，舒缩功能障碍。

（4）动态血压监测记录，24 h动态血压可测定白昼和夜间各时间段血压的平均值，能较敏感、客观地反映实际血压水平。对诊断“白大衣高血压”（即在诊所内血压升高，而在诊所外血压正常）、发作性高血压和低血压、了解血压的变异性和昼夜节律、指导治疗和判断预后都有一定的价值。目前采用以下参照标准：正常24 h平均血压值<130/80 mmHg（1 mmHg=133 Pa），白昼均值<135/85 mmHg（1 mmHg=133 Pa），夜间均值<125/75 mmHg（1 mmHg=133 Pa），夜间血压均值比白昼降低>10%。

（5）生化检查，血胆固醇、甘油三酯、低密度脂蛋白及血糖可增高，高密度脂蛋白降低。后期可有肌酐、尿素氮增高。评估重点：家族史、生活方式、职业及工作环境等，何时确诊为高血压及血压值，是否有或曾有头痛、头晕等症状，症状的出现有无诱因，是否服药及药名、剂量、效果，有无靶器官损害等。

三、护理中症状的判断

（1）头痛，与血压升高及颅内压升高有关。

（2）焦虑，与血压高影响日常生活及治疗效果不理想有关。

（3）有受伤的危险，与血压过高或降压过度有关。

（4）营养失调，高于机体需要量，与摄入热量过多、缺少运动有关。

（5）潜在并发症，有高血压急症、心功能不全、急性脑血管病、视网膜病变、肾功能不全。

四、护理措施

（一）一般护理

1. 合理安排休息和工作

充分的休息和睡眠，可以使身心松弛，血压下降，避免高血压急症的发生。病室保持安静，光线柔和；避免精神刺激、情绪激动，减少失眠；给患者安排轻工作，避免突击性的工作和过度劳累，血压增高时卧床休息。

2. 饮食

改善饮食结构，平衡饮食。控制总热量，少食脂肪及动物内脏，多食蔬菜、水果、豆类、牛奶，适当补充动物蛋白质，以鱼类为主，保证食物中有足够的钾、钙、镁，食盐量控制在每日 6 g 左右，限酒、戒烟。

3. 保持大便通畅

用力排便会增加动脉血压和心肌耗氧量，血压骤升可致脑血管意外，心肌耗氧量增加可诱发心绞痛、心肌梗死。所以要保持大便通畅，养成定时大便的习惯，适当增加蔬菜、水果、高纤维食物的摄入，适量运动，按摩腹部，增加肠蠕动，必要时给予大便软化剂，或缓泻剂，或灌肠。老年患者血管调节反应差，蹲便时间过长后突然站起可发生脑缺血而晕倒，甚至猝死，故应指导采用坐便。

（二）运动护理

运动可减轻肥胖，辅助降压，改善脏器功能、提高活动耐力，减轻胰岛素抵抗，改善心理状态。运动要适量适度，持之以恒，循序渐进。提倡有氧运动，强度低、有节奏、不中断、持续时间长，常见的运动方式包括步行、慢跑、游泳、骑车、打太极拳、跳健身舞、做健身操等。运动中患者的心率要达到“有效心率范围”，即（220 – 年龄）×（0.6~0.8），或运动到患者年龄 + 心率 =170 为宜（如 55 岁的人运动时心率 115 次 /min）。每次 30 min 左右。避免竞技性、力量性运动，以免损伤和引起严重心、脑血管并发症。运动中如出现心悸、气促、头晕、极度疲乏，应立即停止。

（三）心理护理

紧张、抑郁、情绪激动及精神创伤可使交感神经兴奋，肾上腺素分泌增强，血压升高。因此减少压力，保持良好的心理状态对患者十分重要。了解和熟悉患者的性格特征及有关社会心理因素，当患者情绪变化时，与患者进行治疗性接触，给予患者直接的心理援助。在血压控制后，根据患者的性格特点，结合疾病的有关知识，进行解释和心理疏导，提出改变不良性格的方法。协助患者训练自我控制能力，避免情绪激动，并能在激动时及时自我调整情绪，使心态平和、轻松、稳定，尽可能保持良好适应性。

（四）病情观察

最重要的病情观察内容是观察血压变化和用药后的降压反应。同时，应注意观察有无高血压急症和心、脑、肾等靶器官受损的征象，如剧烈头痛、呕吐、烦躁，心悸、气急、胸闷、心绞痛，肺水肿，视力模糊，神志改变、暂时性偏瘫、失语、偏身感觉障碍等。一旦出现上述症状，应立即报告医生，并配合处理和护理。

（五）用药护理

遵医嘱准确给药。告知患者必须坚持长期用药，即使血压降至理想水平后，也应服用维持量。叮嘱老年患者，服药期间改变体位要缓慢，以免发生意外。注意观察药物的不良反应。

（六）高血压急症的护理

（1）绝对卧床休息，可取半卧位或抬高床头，安定情绪，避免不良刺激和不必要活动，避免用力呼吸或用力排便；取得患者配合，连接好心电、血压、呼吸监护仪。

（2）保持呼吸道通畅，吸氧 4~5 L/min。

（3）迅速建立静脉通道，遵医嘱使用降压药，一般首选硝普钠，需现配现用，避光静脉滴注。每 5~10 min 测血压 1 次，根据血压变化随时调节滴速，降压不宜太快太低，以免发生脑供血不足和肾血流量下降，如出现心悸、头痛、出汗、烦躁不安、胸骨后疼痛，应立即停止静滴。此外，也可舌下含服硝苯地平应急降血压。

（4）脑水肿需用甘露醇时，滴速要快，并防止外渗。

（5）严密观察病情变化，尤其要注意血压、神志、脉搏、心律、瞳孔、尿量的改变。

（6）对躁动患者进行护理约束，防止坠床。抽搐患者注意防止唇舌咬伤。

第四节　循环系统常用诊疗技术及护理

一、心脏电复律

（一）定义

心脏电复律是以瞬间高压强电流在短时间内经胸壁或直接作用于心脏，使所有心肌纤维同时除极，消除快速异位心律失常，使之转为窦性心律，又称为心脏电除颤。

（二）适应证

（1）心室颤动、心室扑动应首选。

（2）各类经药物治疗无效的异位快速性心律失常，包括室性和室上性心动过速、心房颤动、心房扑动。

（3）伴有明显血流动力学障碍的心房颤动、心房扑动，室性和室上性心动过速，性质不明或伴有预激综合征的异位快速性心律失常。

（三）禁忌证

（1）病程久长的心房颤动或心房扑动者（持续时间1年以上）。

（2）心脏明显增大（尤以左心房扩大）者的心房颤动或心房扑动。

（3）心腔内存有血栓（尤以左心房内血栓形成）者的心房颤动或心房扑动。

（4）伴有高度或完全房室传导阻滞的心房颤动或心房扑动者。

（5）伴有病态综合征的异位快速性心律失常，包括室上性和室性心动过速、心房颤动、心房扑动。

（6）伴有洋地黄中毒的各类异位快速性心律失常。

（7）患者处于低血钾状态时。

（四）心脏电复律的种类

1. 同步电复律

利用同步解发装置感知患者心电图中的 R 波来触发放电，使电流仅在心动周期的绝对不应期中发放，避免诱发室颤。适用于所有除室颤以外的异位快速性心律失常的转复。胸壁体外能量选择，心房颤动和室上性心动过速在 100~150 J，室性心动过速为 100~200 J，心房扑动所需电能一般较小，在 50~100 J。

2. 非同步电复律

在任何时间放电，仅适用于心室颤动。首次电复律的能量宜大，一般为 200~360 J。

（五）电复律患者的护理

1. 复律前准备

（1）物品：包括除颤器、心电图、示波器及抢救物品。

（2）患者：心理准备，纠正酸碱电解质紊乱，停用洋地黄 1~3 d，备皮；术前禁食，排空膀胱。

2. 复律中配合

（1）平卧，取下义齿，开放静脉通路。

（2）连接心电图、心电监护仪、示波器，术前做全导心电图。

（3）检查除颤器同步性能。

（4）地西泮 10~30 mg，至患者处于昏睡状态，注入前先用面罩吸氧 10~15 min。

（5）充分暴露患者前胸，将电极板涂布导电糊或垫以生理盐水浸湿的纱布，分置于胸骨右缘第 2~3 肋间和左背或胸前部心尖区，两电极间隔大于 10 cm；电极板紧贴皮肤，用约 5 kg 力下压。佩戴起搏器时，电极板绝不可放其上，最少要隔 8 cm。按充电按钮充电到所需功率，将电极板导线接在电复律器的输出端，按非同步放电按钮放电，此时患者身躯和四肢抽动一下，通过心电示波器观察患者的心律是否转为窦性。

（6）观察病情及心律转复情况。

3. 复律后护理

（1）患者绝对卧床 24 h。

（2）密切观察病情。持续 24 h 心电监测，观察神志、血压、心律、呼吸，电击局部皮肤有无灼伤，有无脑动脉栓塞和肺水肿等并发症。脑栓塞于术后 24~48 h 内最易发生。

（3）常规低流量鼻导管吸氧。

（4）继续按时服用抗心律失常药物，以维持窦性心律。

（5）保留静脉通道，备齐抢救药物及仪器设备并放于床边。

（6）及时发现有无因电击而致的各种心律失常、栓塞、皮肤灼伤、急性肺水肿等并发症，协助医生给予处理。

二、心血管疾病介入治疗

（一）目的

（1）明确诊断心脏及大血管病变的部位、性质、范围及侧支循环情况，为诊断心血管疾病提供依据及治疗方案。

（2）治疗心血管系统疾病，既达到类似外科手术的效果，又减少对患者的创伤。

（二）术前护理

（1）向患者和家属介绍介入治疗术的有关注意事项，取得合作。

（2）术前指导患者练习床上大、小便。

（3）病情允许者，指导或协助患者术前沐浴更衣。

（4）术前晚，遵医嘱给予镇静安眠药，确保睡眠。

（5）介入治疗术日晨备皮。冠脉造口，经皮冠脉介入术（percutaneous coronary intervention，PCI）。射频消融术备皮范围：双侧腹股沟，会阴及右侧大腿根部外 1/3。

（6）指导患者术前适当进食饮水，排空大、小便。

（7）术晨为患者左手放置浅静脉留置针，以备术中用药。

（8）遵医嘱备好术前用药。

（三）术中护理

（1）术前患者身份的核对确认。

（2）配合医师安置患者体位，协助其进行皮肤消毒。

（3）开放静脉通路，遵医嘱应用药物，并观察药物疗效及不良反应。

（4）监测生命体征及病情变化，必要时接监护仪。观察心律、心率波形，发现异常及时通知医师。

（5）备好急救物品、药品，以供急需。

（6）协助医师传递术中器械，完成术中记录。

（7）术中做好患者心理护理，减轻焦虑情绪。

（四）术后护理

（1）体位：术侧肢体制动。冠脉造口，置封堵器者4~6 h，无置封堵器者24 h。永久起搏器置螺旋电极者，平躺24 h，非螺旋电极者平躺72 h。射频消融术后术侧制动24 h。

（2）患者返回病房，立即通知医师做心电图检查，测血压、脉搏，观察创口情况。

（3）观察有无胸闷、胸痛、恶心、呕吐等症状，必要时遵医嘱予心电监护，观察心率、心律变化，如有异常及时通知医师。术后观察体温每日4次，连续3 d。遵医嘱应用药物，观察药物疗效。经皮冠脉介入术：择期介入治疗术安置封堵器者（桡动脉介入治疗术者）术肢制动6 h，伤口及足背0.5 h观察1次，共2次；其后每小时观察1次，共2次。血压、心率每小时测量1次，共2次。去除绷带后根据医嘱观察。未安置封堵器者术肢制动24 h，伤口及足背（桡）动脉0.5 h观察1次，共2次；其后每小时观察1次，共4次。血压、心率每小时测量1次，共2次。去除绷带后根据医嘱观察。留置鞘管者，术肢制动24 h，术后4~6 h拔除鞘管，伤口用绷带加压包扎8 h，伤口及足背0.5 h观察1次，共4次；其后每小时观察1次，共4次。血压、心率每小时测量1次，共2次。去除绷带后根据医嘱观察。急诊经皮冠状动脉腔内成形术（percutaneous transluminal coronary angioplasty，PTCA）患者，术肢制动，观察伤口及足背（桡）动脉情况同择期介入治疗术。血压、心率每小时观察1次，共4次。去除绷带后根据医嘱观察。永久起搏器植入术，伤口每小时观察1次，共4次；血压每小时测量1次，共2次；心率每小时测量1次，共4次。射频消融术，伤口每小时观察1次，共4次；血压、心率每小时测量1次，共2次。

（4）遵医嘱予治疗及饮食。

（5）无心功能及肾功能不全者，鼓励患者适量饮水，以促进造影剂排出。

（6）指导患者保持大便通畅，必要时使用缓泻剂，术后 3 d 切勿用力排便，以免伤口出血。男性患者的便壶应从健侧放入，以免污染伤口。

（7）告知患者冠脉造影术及射频消融术后 3 d 避免淋浴，起搏器术后 2 周内不可淋浴。伤口处不可用手抓挠、水淋，保持伤口的干燥，以免感染。

（8）做好心理护理，缓解焦虑情绪。

（五）生活指导

避免危险因素，戒烟，合理饮食。控制体重，控制基础疾病。支架置入者根据医嘱按时服抗凝药，不随便停药、漏服。适当进行一些有氧运动，如散步、慢跑、打太极拳，同时避免负重、久蹲等。经皮冠脉介入术及射频消融术后定期门诊复诊，以确定疗效。置永久起搏器者常规最初半年每个月 1 次、半年后 3 个月 1 次复诊，检查起搏器及心脏功能，指导患者自我监测心率，避免进入磁场环境干扰起搏器工作，如有不适及时就诊。

第四章　神经系统的护理

第一节　三叉神经痛的护理

一、概述

三叉神经痛是一种原因未明的三叉神经分布区内闪电样反复发作的剧痛，又称原发性三叉神经痛。继发性三叉神经痛多为脑桥小脑角占位病变、多发性硬化等所致。

（一）病因

原发性三叉神经痛的病因至今尚无统一认识，一般认为三叉神经痛是一种感觉性痫样发作，病变部位在三叉神经脊束核内或脑干内，近年来纤维外科技术的广泛开展，认为三叉神经根被邻近的小团的异常血管压迫是主要原因，压迫造成纤维挤压、脱髓鞘性变，伪突触形成而发生“短路”，轻微触觉刺激即可通过“短路”传入中枢，而中枢的传出冲动也可通过“短路”成为传入冲动，如此很快达到一定“总和”，从而引起一阵剧烈疼痛。本病多发于中年以后，女性多于男性，疼痛是突出的特点，可缓解，但极少自愈。

（二）临床表现

三叉神经痛的患者主要表现为三叉神经分布区内反复发作的阵发性剧烈疼痛。主要发生于中老年人，女性多于男性，疼痛大多为单侧。以面部三叉神经一支或几支分布区内，骤然发生的闪电式剧烈面部疼痛为特征，患者常描述成撕裂样、电击样、刀割样或烧灼样剧痛。以三叉神经第 2、第 3 支发生率最高。疼痛以面颊、上颌、下颌或舌部最为明显。在上唇外侧、鼻翼、颊部、舌等处稍加触动即可诱发，故称“扳机点”。三叉神经痛的发作常无预兆，疼痛历时数秒至数分钟。突发突止，间歇期完全正常。每次发作从数秒至 2 min 不等。在夜间发作减轻或停止。一般神经系统检查无阳性体征。

（三）治疗原则

首选药物止痛，无效时考虑神经阻滞或手术治疗。卡马西平是首选药物，可抑制神经的病理性反射，开始 0.1 g，每日 2 次，之后每日增加 0.1 g，必要时可增加至 0.4 g，每日 3 次；疼痛控制后逐渐减量，以 0.2 g，每日 3 次 / 每日 4 次，也可选用苯妥英钠、氯硝西泮、巴氯芬等。神经阻滞可选用三叉神经周围支或半月神经节封闭或射频热凝治疗，阻断其神经传导。对顽固患者，可行三叉神经感觉根切断术或三叉神经微血管减压术。

二、护理诊断

（1）疼痛与三叉神经损害有关。

（2）焦虑与疼痛发作剧烈、反复发作有关。

三、护理措施

（一）一般护理

为患者提供安静、舒适的环境，鼓励患者建立良好的生活规律，保证充分休息，以利于减轻疼痛。关心、体谅、安慰患者，做好解释工作，使患者了解疾病过程、治疗及预后，以正确对待疾病，树立信心。在疾病过程中发现患者有不正确的应对方式时，及时、巧妙地给予纠正。

（二）对症护理

（1）告知患者洗脸、刷牙、剃须、咀嚼时动作要轻柔，吃软食、小口咽，以防止疼痛发作。

（2）鼓励患者适当参加娱乐活动（如看电视、听轻音乐、跳交谊舞等），进行指导式想象，以利于患者松弛身心、转移注意力、提高痛阈而减轻疼痛。

（三）用药护理

嘱患者按医嘱从小剂量开始服用卡马西平，逐渐增量，疼痛控制后逐渐减量，以预防或减轻药物不良反应。用药过程中加强观察眩晕、嗜睡、恶心、步态不稳、皮疹、白细胞减少等不良反应，轻者多在数日后消失，重者应告知医生，给予对症处理。

四、健康指导

宣传三叉神经痛疾病知识，使患者了解该病有突发突止、反复发作，病情逐渐加重的特点。讲解诱因不适当的洗脸、刷牙、剃须、咀嚼、吞咽、说话等可诱导发作，向患者和家属介绍减轻疼痛的方法，如洗脸、刷牙、剃须、咀嚼时，动作要轻柔，吃软食、小口咽，生活有规律、保证充分身心休息等。指导患者服用卡马西平期间不要独自外出，不能开车或高处作业。遵医嘱用药，不可随意停、换药物，每周查血常规 1 次。

第二节 帕金森病的护理

一、概述

帕金森病又称震颤麻痹，是一种较为常见的黑质和黑质纹状体通路变性的慢性疾病。临床以静止性震颤、肌强直、运动减少和体位不稳为主要特征。本病好发于 50 岁以上的中老年人，男性略多于女性。本病呈慢性进行性发展，且不能自动缓解，患者主要死于疾病晚期出现的各种并发症。脑部炎症、肿瘤、代谢障碍、脑动脉硬化及使用某些药物如氟桂利嗪、氯丙嗪、利血平等产生的震颤、肌强直等症状，成为帕金森综合征。

（一）病因

病因尚未阐明，目前认为并非单因素引起，可能是多因素共同作用的结果。

1. 年龄老化

本病多见于中老年人，尤其多见于 60 岁以上的老年人，在活体或尸检中均证实了纹状体中的多巴胺含量显著减少，多巴胺 D 受体和 D_2 受体逐年下降，提示年龄老化可能与发病有关。

2. 环境因素

环境中存在分子结构类似甲苯基四氢基吡啶（如，MPTP 为合成阿片的副产物）的某些工业毒物和农业毒物，作为本病的病因之一，已引起人们的重视。

3. 遗传因素

约 10% 的患者有家族史，提示遗传因素参与发病，包括常染色体显性或常染色体隐性遗传。帕金森病患者的黑质受到严重破坏，造成多巴胺的生成减少，导致神经末梢处的多巴胺不足，从而使纹状体失去抑制性作用，乙酰胆碱的兴奋性相对增强，临床出现帕金森病症状。

（二）临床表现

帕金森病好发于50~60岁的男性。起病多缓慢，且呈进行性发展，动作不灵活和震颤为疾病早期的首发症状，随疾病进展出现特征表现。

1. 静止性震颤

静止性震颤始于一侧上肢远端，逐渐扩展到同侧下肢及对侧上下肢。上肢震颤重于下肢，手指呈现有规律的拇指对掌和余指屈曲的震颤，形成“搓丸样动作”。震颤在静止状态时出现且明显，运动时减轻或暂时停止，情绪激动可加重，睡眠时可完全停止。疾病后期，震颤可累计下颌、口唇、舌和头部。少数70岁以上发病者可无震颤。

2. 肌强直

本病的主要特征之一，多从一侧上肢或下肢近端开始，逐渐蔓延至远端、对侧和全身肌肉，表现为被动运动关节时的“铅管样强直”，如合并有震颤，可表现为“齿轮样强直”。患者可出现头部前倾，躯干俯屈，上臂内收，肘关节屈曲，腕关节伸直，手指内收，拇指对掌，指间关节伸直，髋、膝关节均略屈曲等特殊姿势。

3. 运动减少

（1）写字过小：书写时字越写越小，上肢不能做精细动作的表现。

（2）慌张或前冲步态：行走时起步困难，且步距小，往前冲。

（3）面具脸：面肌运动减少的表现。

（4）日常活动受限：如坐下后不能起立，卧床时不能自行翻身；进食困难，手持勺取食物时手发抖，不能将食物准确送入口中；不能独立取水、沐浴、刷牙、修剪指甲；不能穿衣或脱衣，不能解系鞋带和纽扣，不能穿脱鞋袜，不能满意地修饰和剃须；不能独立如厕。

（5）严重患者：可因口、舌、腭及咽部肌肉运动障碍而出现流涎，进食时食物在口中咀嚼无力，吞咽时发噎或反呛，甚至发生吞咽困难。此外，患者还可出现顽固性便秘、排尿不畅、出汗、言语障碍等。

（6）未及时治疗的晚期患者：可有痴呆、抑郁症，也可因严重肌强直和继发性关节僵硬，使患者长期卧床而并发肺炎和压疮。

（三）检查

本病缺乏有诊断价值的实验室及其他检查。脑脊液中多巴胺的代谢产物高香草酸含量可降低，但缺乏特异性。

（四）治疗

1. 药物治疗原则

帕金森病应强调综合性治疗，包括药物、理疗、水疗、医疗体育和日常生活调整和外科手术等，不应强调单一治疗方法。应该依据病情个体化，选择抗帕金森病药物，如静止性震颤选择抗胆碱能药物，少数动作性震颤选用普萘洛尔（心得安），此二药无效可用左旋多巴类。用药剂量应该以产生满意疗效的最小剂量，必要时根据病情缓慢增加剂量。不宜多品种抗帕金森病药同用，也不宜突然停药。I~II 级患者不需要应用左旋多巴类药物，II~V 级患者才使用左旋多巴类药。

2. 临床药物应用

治疗帕金森病药物至今已发展到第三代。第一代抗胆碱能药，第二代左旋多巴，第三代是多巴胺受体激动剂和增强剂。

（1）抗胆碱能药物：苯海索（安坦）2~4 mg，每日 3 次；苯扎托品（苯甲托品）2~4 mg，每日 4 次。丙环定（开马君）5~10 mg，每日 3 次；比哌立登（安克痉 Akineton）2~4 mg，每日 3 次；东莨菪碱（Scopolamine）0.2 mg，每日 3 次。

（2）抗组织胺药：苯海拉明（Benadryl）25 mg，每日 3 次；异丙嗪（非那根）25 mg，每日 3 次。

（3）多巴胺替代疗法：左旋多巴，宜从小剂量开始，125~250 mg，每日 3 次，通常每 3~5 d 增加 250 mg，常用剂量 3 g/d，最大量 5~8 g/d。口服左旋多巴有较多不良反应，临床使用应注意。

（4）多巴胺增强剂：应用左旋多巴增强剂，与左旋多巴合并治疗本病，可以减少左旋多巴剂量，减少不良反应，提高疗效，常用药物如苄丝肼。

二、护理诊断

（1）躯体移动障碍与黑质病变，锥体外系功能障碍有关。

（2）自尊紊乱与自体形象改变和生活依赖别人有关。

（3）营养失调低于机体需要量与舌、腭及咽部肌肉运动障碍致进食减少和肌强直、震颤致机体消耗量增加有关。

（4）自理缺陷与黑质病变，锥体外系功能障碍有关。

三、护理措施

（一）生活护理

（1）主动了解患者的需要，指导和鼓励患者自我护理，做力所能及的事情，必要时协助患者洗漱、进食、沐浴、料理大小便。

（2）对出汗多的患者，指导其穿柔软、宽松的棉质衣物，经常清洁皮肤，勤换被褥衣物，勤洗澡。若洗澡有困难则应指导其家人协助完成，如调节适宜的水温至患者满意，洗澡用具放在患者容易拿到的地方，提供安全保护措施。

（3）对如厕有困难者，应移除去厕所通道的障碍物，提供必需的辅助便器，如高度适中的坐厕或便桶，便桶支撑侧要有长的扶手或周围有扶手，手纸放在患者伸手可及处，指导、训练、鼓励患者尽量使用便器。

（4）穿着、修饰能力差的患者，提供穿衣时适当的隐蔽条件，鼓励患者独立更衣、修饰，必要时提供帮助，更衣时将患者安置在轮椅或椅子上，以便患者有依靠，鼓励患者穿宽松的衣服，建议患者穿不用系带的鞋。

（二）心理护理

患者因不自主的震颤，肌强直和运动减少，精细的动作很难完成，给工作带来不便或困难，及“面具脸”的形成和流涎等自体形象的改变，而不愿参与社会活动，胆怯、逃避。因生活自理能力差或丧失，外加社会支持差，而感到无望、无助、无价值、孤独及忧郁、自卑无能，唯恐自己成为或即将成为生活上完全依赖他人的残疾者。

（1）建立信任的护患关系，细心观察患者的心理反应，鼓励患者表达并注意倾听他们的感情和对自己的想法和看法；鼓励患者现实地积极评价自己，尽量维持过去的兴趣与爱好，帮助培养和寻找新的简单易做的爱好；提供正确的信息，避免批评性意见。

（2）促进患者与社会的交往，为患者创造良好的亲情和人际关系氛围，重获角色责任的愿望和能力，安排家人和朋友多来探视，有助于减轻患者心理压力，鼓励患者参与病房的活动、尽量多走动，避免对患者过于保护，也不要给患者提出过多的要求，协助患者接受他人的帮助，提供机会与有同样经历的人接触和交往，帮助亲人或朋友接受患者的形象改变和感受，已获得社会支持。

（3）指导患者保持衣着整洁和自我形象的尽量完美，必要时为患者提供隐蔽和安全的环境，尤其是进行日常活动如起居、饮食和排泄等，提高自我照顾和自我护理的能力，增强治疗和生活的信心。

（三）运动护理

运动能避免肌肉萎缩及保持关节活动度，运动技巧能改善行走能力及减轻颤抖。在实施运动护理时有以下几点。

（1）首先要告诉患者或家属运动锻炼的目的，并与患者或家属商定切实可行的运动锻炼计划。

（2）鼓励患者尽量参与各种形式的活动，如散步、打太极拳、做床边体操等，注意保持身体和各关节的活动强度与最大活动范围，做到每星期至少 3 次，每次至少 30 min。

（3）对有功能障碍如起坐困难者，应指导患者在做完每日的一般活动后，协助患者反复练习起坐动作；对起步较困难或步行时突然僵住不能动的患者，指导患者思想要尽量放松，尽量跨大步，向前走时脚尽量抬高，双臂尽量摆动，眼睛注视前方不要注视地面等；如由家属协助患者行走，应指导其不要强行拉着患者走，在运动锻炼过程中要活动与休息交替进行；对不能行走的患者，应每日协助做全关节运动及伸展运动，按摩四肢肌肉，并注意动作轻柔，以免造成患者疼痛。要为功能锻炼的环境配备沙发或座椅，配置床护栏、走道扶手等必要的辅助设施，呼叫器置于患者床边。

（四）饮食护理

指导患者合理饮食和正确进食，有助于改善营养状况。

（1）进食前向患者介绍造成营养低下的原因、饮食治疗的原则和目的；仔细了解患者的吞咽反应是否灵敏，有无控制口腔活动的能力，是否存在咳嗽和呕吐反射，能否吞咽唾液；准备好有效地吸引装置。

（2）安置患者正确的体位，餐前餐后让患者取坐姿坐在椅子上或床沿上保持 10~15 min。

（3）从少量食物开始，让患者逐渐掌握进食的每一步，进食时不要催促，并注意保持合适的食物温度，以防进食时烫伤，餐具最好使用不易打碎的不锈钢餐具，不能持筷进食者改用汤勺。

（4）尽可能提供患者便于食用的食物，对咀嚼能力减退的患者提供易咀嚼、易消化的细软、无刺激的食物或半流质饮食，如选用稀粥、面片、蒸蛋等精细制作的小块食物或黏稠不易反流的食物，少量分次吞咽。对进流质、饮水反呛患者，经口进食易引起误吸、窒息或吸入性肺炎，应及时给予鼻饲，同时做好相应的护理，必要时按医嘱给予静脉维持营养。

（5）饮食以高热量、高维生素、低脂、适量优质蛋白饮食为主，并及时补充水分，蛋白不宜盲目给予过多，以免降低左旋多巴类药物的疗效。

（6）在实施指导合理饮食和正确进食过程中，注意观察患者营养状况改善和体重变化的情况。

（五）病情观察动态

病情监测有助于掌握病情的发展与演变、有无并发症的发生及药物的治疗效果。应重点观察肌强直、肌震颤及其发展情况，吞咽困难及其程度，每日的进食量及体重变化情况，有无肺炎、压疮等并发症出现，发现异常应及时报告医生做相应的处理。

（六）用药护理

加强用药护理可防止药物不良反应发生和减轻对机体的影响。

1. 左旋多巴及混合制剂

左旋多巴及混合制剂主要有恶心、呕吐、厌食、不自主运动、直立性低血压，幻觉、妄想等精神症状，应嘱患者在进食时服药，以减轻消化道症状。为不影响左旋多巴的疗效，嘱患者不应同时服B族维生素。若出现精神症状、不自主运动、每日多次突然波动于严重运动减少和缓解而伴异动（“开－关”现象）、出现每次服药后药物的作用时间逐渐缩短（“剂末”现象），应报告医生并按医嘱处理。

2. 抗胆碱能药

抗胆碱能药主要有口干、眼花、少汗或无汗、面红、恶心、便秘、失眠和不安，严重者有谵妄、不自主运动等不良反应，根据反应轻重，按医嘱处理。合并有前列腺肥大及青光眼者禁用此类药物。

3. 多巴胺受体激动剂

主要有恶心、呕吐、低血压和昏厥、红斑性肢痛、便秘、幻觉等不良反应。

在用药时宜从小剂量开始，逐渐缓慢增加剂量直至有效维持；服药期间嘱患者尽量避免使用B族维生素、利舍平、氯氨卓、氯丙嗪等药物，以免降低疗效或导致直立性低血压。

（七）健康指导

（1）指导患者在病程中遇事要冷静、沉着应对，避免情绪紧张、激动，以免加重病情。

（2）日常生活及社会活动中，要适时调整心态以保持心理平衡。坚持参加适量的力所能及的活动和体育锻炼，运动中应根据病情及自己的体能，把握好方式、强度与时间，以免运动量过大而加重病情。户外活动应根据气温变化增减衣服，户内活动应调整好室温，以防受凉感冒。尽量保持最大限度的全关节活动，以防继发性关节僵硬。加强日常生活动作、平衡功能及语言功能等康复训练，以利于增强自理能力。生活有规律，保证充足休息与睡眠，有助于体能的恢复，饮食结构与营养合理，有助于营养状况及病情的改善。

（3）告诉患者按医嘱正确用药和坚持用药，以及药物的主要不良反应和处理方法。

（4）嘱患者定期复查肝、肾功能，监测血压变化。

（5）指导患者病情相对稳定时，尽量参与一些有益身心健康的活动，但在外出时要注意安全，防止意外伤害事故的发生，最好身边有人陪伴。无人陪伴时，患者应随身携带有患者姓名、住址和联系电话的“安全卡”。

（6）告知患者要注意病情变化和并发症的表现，发现异常及时就诊。

第三节　癫痫的护理

一、概述

癫痫是一种临床综合征，是由多种病因引起的一种慢性脑功能障碍性疾病，均以在病程中有反复发生的大脑神经元过度放电所致的中枢神经系统功能失常为特征，以肌肉抽搐和（或）意识丧失为其重要表现，另外还可表现为感觉、运动、行为、自主神经等方面的障碍，具有发作性、复发性及通常能自限等特点。每次或每种发作称为癫痫。

二、临床特点

癫痫发作，临床上大多数癫痫发作者是起源于大脑皮质的局限部位，所表现的系列症状是由局灶性放电扩散至邻近区域以至远隔部位而引起的。它的分类包括两个方面。

（一）部分性发作

部分性发作，是癫痫发作最常见的类型，起始于一侧脑结构。发作不伴有意识障碍则为单纯部分性发作，如伴有意识障碍，发作后不能回忆，称为复杂部分性发作。

1. 单纯部分性发作

单纯部分性发作可分为四种亚型，部分性运动性发作、体觉性发作或特殊感觉性发作、自主神经性发作和精神性发作。大多表现为局部肢体的抽搐、肢体的麻木感和针刺感、多汗、呕吐、遗忘等症状。

2. 复杂部分性发作

复杂部分性发作主要特征有意识障碍、错觉、幻觉等精神症状，自动症等运动障碍。

（二）全面性发作

1. 强直－阵挛发作

在原发性癫痫中也称大发作，以全身抽搐和意识障碍为特征。

2. 失神发作

意识短暂丧失，持续 3~15 s，无先兆和局部症状，发作和停止均突然。

3. 肌阵挛发作

为突然快速短暂的肌肉收缩，累及全身，也可限于面部、躯干或肢体。

4. 阵挛性发作

阵挛性发作指全身重复性阵挛发作。

5. 强直性发作

全身强直性肌痉挛，肢体伸直，头、眼偏向一侧，伴有面色苍白、潮红等。

三、护理措施

（一）一般护理

癫痫发作时，抽搐肢体产生不可抗拒力，强行按压易致骨折，仅关节处稍加保护即可。许多生理因素可促使癫痫发作，内分泌特别是性腺功能对癫痫发作有一定影响，如月经期或妊娠期发作频繁，需加以注意。癫痫可突然发作，故平时亦绝不能口腔测温。床旁需放防护架，以免突然发病坠床。持续大发作后由于脑缺氧可产生弥漫性脑细胞变性、水肿，应予吸氧。

（二）心理护理

建立自信心，排除自卑感，癫痫患者自身极为痛苦，除非脑部有严重病变，癫痫患者在生活、工作、学习等方面与正常人没有区别。但原发性癫痫患者自幼发病，长期以药控制，智力常受影响，学习工作亦困难。至少年期，自卑情绪更甚。成年期考虑问题复杂，情绪悲观，常形成一种癫痫性格，孤独、怪僻。已婚患者，又常忧虑疾病是否会遗传给后代。护士应从多方面多层次关心患者，使其充满治愈信心。

（三）对症护理

根据情况，遵医嘱给予药物控制。连续抽搐易导致呼吸、循环功能障碍，应及时吸出痰液和口腔分泌物，以保持呼吸道通畅，并做好口腔护理。如高热应予以药物及物理降温。发现精神运动性发作，需严加监护，防止自伤及伤人。由于抽搐体力消耗很大，应尽早给予高热量、高蛋白、高维生素和易消化饮食。发作时不能强行喂食，应鼻饲。可适当补液以维持水、电解质和酸碱平衡。

（四）密切观察病情

观察患者发作情况（如意识是否丧失，突然跌倒，张口尖叫，呼吸暂停，面唇发绀，瞳孔大小，大小便失禁等），发作次数（几小时内发作几次），间歇时间（每隔多少时间发作 1 次），发作过程（从发作开始观察全过程状况）。了解药物治疗后发作间歇有何变化。注意癫痫持续状态常可致呼吸、循环功能变化，并可有高热，发病清醒后也可有精神异常。应同时观察心率、血压、反射、瞳孔等变化。详细记录在观察单上，以供医生了解情况。

（五）合并癫痫持续状态的护理

1. 防护措施

（1）防止口舌咬伤和舌后坠：牙关紧闭者使用开口器，口中放置牙垫，有舌后坠者使用舌钳将舌头拉出。口唇发绀者给予鼻导管吸氧。

（2）保持呼吸道通畅：将患者头偏向一侧，及时吸出口腔和鼻腔内的分泌物。解开患者的衣领、腰带，取出义齿。并发呼吸功能衰竭者，可给予经鼻气管插管术，进行吸痰和人工辅助呼吸。

（3）防止坠床和创伤：放置床档，防止患者在发作时坠床。切勿用力按压肢体，以防止骨折和软组织损伤，用约束带约束患者，防止自伤。并发高热者给予物理降温，有条件的给予冰帽或冰毯降温。

（4）强直期防护：注意防止颈椎压缩性骨折或下颌脱臼，可一手托着患者枕部稍用力，防止其颈部过伸，一手托下颌，以对抗其下颌过张。

（5）患者意识恢复时，可给予口服抗癫痫药物，意识障碍者给予鼻饲抗癫痫药物。让患者舒适、安静地入睡，如果有精神行为异常，有条件时（医院内）可给予肌注或静点苯巴比妥钠或地西泮等镇静剂。

2. 用药护理

注意观察用药疗效和不良反应。药物用到一定量时可做血药浓度测定，以防药物的不良反应。各种抗癫痫药物都有多项不良反应。因此，服药前应做血、尿常规和肝、肾功能检查，以备对照。服药后除定期体检外，每月复查血常规，每季度做生化检查。

四、康复指导

嘱患者勿单独行动。按医嘱定时服用抗癫痫药，切勿骤停、骤减和随意调换药物，以防发作加重或癫痫持续状态发生。禁烟、酒、辛辣刺激物和神经兴奋药，勿暴饮、暴食。生活要有规律，注意劳逸结合。勿登高、潜水、驾车及在危险的机器旁工作。随身带“癫痫诊疗卡”，以便突然发作时的急救和与家人的联系。卡片应包括患者的姓名、年龄、住址、电话、联系人姓名等，在卡片上详细地注明首次发病时间、癫痫发作类型、癫痫病因、治疗过程等。

第四节　神经系统常用诊疗技术及护理

一、腰椎穿刺术

（一）腰椎穿刺

1. 穿刺部位及方法

成人部位在L3~4椎体间隙。婴幼儿脊髓终止水平较低。腰穿时患者需侧卧位，脊柱应与检查台面平行，屈颈抱膝，以增加脊柱的前屈度，使椎间隙张开。确定进针点后，经皮肤消毒及局麻后进针，进针4~6 cm时，即可穿破硬脊膜而到蛛网膜下腔，抽出针芯流出脑脊液（cerebrospinal fluid，CSF），测压和留取脑脊液后，再放入针芯拔出穿刺针，穿刺点加压止血，敷以消毒纱布用胶布固定。

2. 压力

正常成人侧卧位压力为80~180 mmH_2O，大于200 mmH_2O提示颅内压增高，低于80 mmH_2O提示颅内压降低。颅内压增高见于颅内占位性病变、脑外伤、颅内感染、蛛网膜下腔出血、静脉窦血栓形成等；颅内压降低见于低颅压、脱水、休克、脊髓蛛网膜下腔梗阻和CFS漏等。

3. 适应证

（1）辅助中枢神经系统疾病如感染、蛛网膜下腔出血、脑膜癌等的诊断。

（2）测量颅内压或行动力学试验以明确颅内压高低及脊髓腔、横窦通畅情况。

（3）动态观察CSF以判断病情、预后及指导治疗。

（4）注入放射性核素行脑、脊髓扫描。

（5）注入液体或放出CSF以维持、调整颅内压平衡，注入药物治疗相关疾病。

4. 禁忌证

（1）颅内压明显升高，或已有脑疝迹象，特别是怀疑后颅窝存在有占位性疾病。

（2）穿刺部位有感染灶、脊柱结核或开放性损伤。

（3）明显出血倾向或病情危重不宜搬动。

（4）脊髓压迫症的脊髓功能处于即将丧失的临界状态。

5. 腰穿并发症

（1）腰穿后头痛是因放出脑脊液量较多，平卧时间不足可导致低颅压性头痛。

（2）脑膜感染未经严格消毒进行腰穿，可引起脊柱骨髓炎、椎间盘感染、硬膜外脓肿，或细菌性脑膜炎。

（3）脑疝形成对高颅压、后颅凹占位性病变的患者，如果在腰穿前未详询病史和查体，也未做降颅内压的相应处理，操作中大量放液导致椎管内压力骤降，可致枕骨大孔疝，患者可突然呼吸停止、昏迷、死亡。

（4）神经根痛、腰背痛主要因腰穿时损伤神经根或针孔斜面切断韧带所致。

（二）脑脊液实验室检查

1. 外观正常

外观正常脑脊液呈无色透明水样液。外观血性脑脊液见于蛛网膜下腔出血，脑脊液呈云雾状，通常是细菌感染引起细胞数增多所致，见于各种化脓性脑膜炎，严重者可呈米汤样。脑脊液放置后有纤维蛋白膜形成，见于结核性脑膜炎。

2. 糖

正常成人含糖量为血糖的 1/2~2/3，正常值 25~44 mmol/L。糖含量明显增高见于糖尿病，明显降低见于化脓性脑膜炎，轻至中度降低见于结核性或真菌性脑膜炎，以及脑膜癌。

（三）护理

腰椎穿刺术前评估患者，向患者及其家属讲解有关腰椎穿刺术的目的、必要性、风险性及手术过程中配合方法，解除患者及其家属恐惧心理，征得患者及家属同意并签字。术中密切观察患者面色、脉搏、呼吸、意识、观察心电监护情况，并鼓励清醒患者配合，消除恐惧心理，如有异常及时报告操作者。术后协助并指导清醒患者全身放松，去枕平卧 4~6 h，防止穿刺后低颅压性头痛。指导患者保护局部，穿刺针眼敷料包扎，防止潮湿、污染，24 h 内不宜沐浴，以免引起局部、椎管或颅内感染。及时送检脑脊液标本，以免影响检查结果。

二、高压氧舱治疗

高压氧舱治疗是在特定的高气压环境下对伤病员进行的治疗的一种特殊手

段。在进行高压氧舱治疗的过程中，由于吸入气体的性质与分压不同，可以引起机体各系统生理功能的一系列改变，而高气压的压力及各种理化因素的变化对机体也可能产生一定的影响，因此，高压氧舱治疗的护理工作也有其特殊的要求。

（一）治疗前护理常规

（1）详细了解病情及治疗方案。协助医师做好入舱前的各项检查，及时发现禁忌证，以减少或避免不良反应的产生。

（2）做好宣传解释，详细介绍治疗环境。讲解治疗中可能出现的不适反应及其防治方法和注意事项，努力消除患者的恐惧心理和紧张情绪，以争取患者配合治疗。

（3）宣传预防各种气压伤的基本知识，使患者了解调压动作的方法及其具体要领。如捏鼻鼓气法（紧闭双唇，同时捏住鼻孔，用力做向外呼气动作，以增加呼吸道内压，驱使气体进入鼓室并平衡其内外压力）、咀嚼法（咀嚼糖果）、吞咽法（饮水或吞咽唾液）、活动下颌关节法等。必要时，也可于治疗前给予药物（1% 麻黄素或萘甲唑啉）点鼻，以协助开张耳咽管。

（4）为确保治疗的安全进行，应反复宣传进舱要求。严禁将易燃易爆品（如火柴、打火机、乙醇、汽油、油脂、清凉油、爆竹、电动玩具等）携入舱内。不宜穿戴易产生静电火花的衣物（如尼龙、聚丙烯腈纤维、聚氯乙烯纤维、聚丙烯纤维、膨体纱、毛织品等）入舱。凡入舱人员均须更换棉质服装。手表、钢笔、保温杯（壶）等物品也不宜带入舱，以免损坏。

（5）治疗前，督促患者排净二便，更换专用进舱服。严格检查是否携带了危险物品及与治疗无关的物品。

（6）向患者介绍舱内供氧装置及通讯联络方法。教会患者正确使用面罩。

（7）检查舱内有关阀门、仪表、通讯、照明、供气及供氧系统是否动转正常，检查医疗仪器、护理用具、药品、医疗表格等是否符合使用要求。

（8）首次治疗者，酌情做氧敏感试验，如为阳性，不宜进舱治疗。

（9）生活不能自理者，治疗前应为其清洗皮肤及会阴，以减少不良气味带入舱内。

（10）危重患者入舱前的护理要求详见“陪舱护理常规”。

（二）治疗中护理常规

1. 加压过程的护理

（1）操舱人员在开始加压或进行每项操作步骤之前，都应明确告知舱内人员，如“开始加压”。舱内人员应做出确切回答，并做好相应准备。在整个治疗过程中，舱内外必须随时取得联系，互通情况，密切配合。

（2）恰当控制加压速度，以协助患者预防各种气压伤的发生。各种气压伤发生的原因，是机体含气的窦、腔内压与舱内环境气压形成压差，若此压差达到一种程度时，即可造成组织损伤，因此，掌握合适的加压速度是预防气压伤的关键。根据实践经验，气压伤最易在舱压升至 0.2~0.6 MPa 出现。故在此期间的加压应缓慢进行，并不断询问和观察患者有无耳痛的表现，督促患者及时做好调整咽鼓管的动作。如上述压力能顺利通过，加压速度可加快。若耳痛明显，则应暂停加压，如调压仍有困难，耳痛不能缓解，可适当排气降压或向鼻腔内滴注鼻黏膜收缩剂；若经多次努力，调压确实不能成功，应减压出舱。

（3）注意观察病情变化。加压过程中除易发生中耳及鼻旁窦气压伤外，还可出现血压升高。由于舱内氧分压随着加压的持续进行而逐渐上升，可因血管发生收缩，机体外周血管阻力增大，导致血压升高，因此在加压过程中应对原有高血压病史的患者加强监测，防止血压突然升高而出现意外情况。

（4）昏迷患者在加压过程中的护理常规可参阅“陪舱护理常规”。

2. 稳压过程的护理

（1）稳压期间为高压氧治疗阶段，舱压波动范围不应超过 0.05 MPa，应根据治疗方案的要求，随时排气减压或充气加压，以保持治疗压力稳定。治疗过程中还应经常通风换气，使舱内浓度低于 25%，二氧化碳浓度低于 1.5%。通风换气时要维持进出气体均衡，防止舱内压力上下波动。

（2）治疗时，供氧压力以 0.4~0.5 MPa 时，患者可出现胸部闷胀，若瞬间氧压过高，还可导致肺泡破裂。氧压小于 0.3 MPa 时，患者除感到吸氧费力外，也会出现胸闷症状，有时甚至因用力呼吸而出现头晕、恶心、胸痛、腹痛及全身乏力。故稳压期间还应注意供氧压力及其稳定性。

（3）指导患者正确佩戴面罩。若面罩戴不严，既可因舱内氧浓度增高而使治疗不安全，又可因面罩漏气而致供氧不足影响治疗效果。因此要经常检查患者是否按要求佩戴面罩。与此同时，还应严密观察氧浓度监测仪，随时通风，调节舱内氧浓度，此外还要指导患者正确呼吸，以减少呼吸肌疲劳。对使用有呼吸囊供氧装置的患者，应反复强调严禁拍击或挤压呼吸囊，以防发生气压伤。

（4）稳压吸气时，要观察患者是否有氧中毒发生。如患者出现烦躁不安、出冷汗、颜面及口唇肌肉抽搐、四肢麻木，或突然干咳、气急等表现。有时患者也可表现头晕、眼花、恶心、无力等症状。遇上述情况应嘱患者迅速摘除面罩，改吸空气。必要时，医护人员应入舱处理或终止治疗减压出舱。

（5）治疗中，要仔细观察每个患者的表现，为诊断和治疗提供线索。如经多次治疗有好转的急性一氧化碳中毒患者，在舱内出现异常表情和行为，常可为诊断“急性一氧化碳中毒性脑病”提供可靠的依据。

（6）危重患者的急压期间的护理请参阅“陪舱护理常规”。

3. 减压过程的护理

（1）严格执行减压方案，未经医生同意，不得随意增加或缩短减压时间。

（2）减压时，密切观察患者呼吸、循环及神经系统的变化。指导患者正常呼吸，不要屏气。因为减压时，贮于肺内的压缩气体可随舱内压降低而膨胀。若屏气可使肺内压力急剧增高，当肺内压上升超过外界环境压力 11~13 MPa 时，即可使肺组织撕裂，从而发生严重的肺气压伤。一旦发生肺气压伤，应立即停止减压，并将压力重新迅速升高，直至症状消失。与此同时，应立即报告医生做紧急处理。

（3）减压初期，中耳腔内的气体因膨胀而压迫鼓膜，耳部可有胀感。但当压力达一定程度后，气体可自行排出，患者不会有明显不适。若减压速度过快，窦腔内压力瞬时增大，而致气体来不及排出时，气体压迫黏膜，患者出现明显的膨胀感甚至疼痛，有时还可见血性分泌物由鼻腔流出。此时应安慰患者，使其保持镇静，除放慢减压速度外，还可给予 1% 麻黄素或萘甲唑啉点鼻。

（4）减压时，应提醒患者注意保暖，减少活动。同时告诫患者不要将身体的任何部位依靠于金属舱壁上。在减压时，气体膨胀大量吸热，造成舱内温度急剧下降。低温可使皮肤末梢血管收缩，影响血液循环。

（5）有些患者在减压时可出现便意及腹胀等现象，这是由于减压时胃肠道内气体膨胀，导致胃肠蠕动加快所致。因此，治疗前应嘱患者选择一些不易产气的食物和饮料。

（6）减压出舱后，应询问患者有何不适，了解有无皮肤瘙痒及关节疼痛的现象。嘱咐患者于治疗后注意休息、进热饮或行热水浴，以协助氮气的继续排出。

指导患者食入高糖、高蛋白、高维生素、低脂肪、易消化饮食。

（7）危重症者的减压护理请参看“陪舱护理常规”。

（三）陪舱护理常规

1. 进舱前的准备

（1）全面了解入舱患者的病情，认真查体，掌握进舱前的情况。详细记录进舱前的生命体征和专科的特殊情况。

（2）备齐各种医疗仪器、护理用具、治疗用品及药物，准备好抢救记录单。检查有无易燃、易爆品。

（3）治疗时，供氧压力以 0.4~0.5 MPa 时，患者可出现胸部闷胀，若瞬间氧压过高，还可导致肺泡破裂；氧压小于 0.3 MPa 时，患者除感到吸氧费力外，也会出现胸闷症状。有时甚至因用力呼吸而出现头晕、恶心、胸痛、腹痛及全身乏力。故稳压期间还应注意供氧压力及其稳定性。

（4）检查输液装置是否符合进舱要求。如使用输液瓶，应在瓶内插入足够长的针头至液平面以上，以保证排气。检查患者身上各种引流管的流向、安全调试与连接，妥善固定各种导管。如果有气管插管或气管切开，还应检查套管气囊的压力，以免加减压时，气囊发生萎陷或膨胀，致使套管脱出或出现压迫症状。由于水的不可压缩性，也可抽出气囊中的气体，代之以适量的生理盐水。

（5）执行进舱前的医嘱。做好高压氧治疗的一切准备。

2. 治疗中的护理

（1）加压开始时，协助患者做调压动作（如抬举或移动患者下颌骨）。密切观察患者的神志、瞳孔、呼吸、心率和血压的变化，保持呼吸道通畅。舱压达 0.03 MPa 以上时，可使用舱内吸引器清理呼吸道。注意调整莫菲滴管的液平面及输液速度。气管插管或气管切开者，应向气囊内注入适当气体，以防止大套管脱出（若气囊内已注入生理盐水，此操作可免）。

（2）稳压后，协助患者戴好面罩或吸氧装置，观察患者的生命体征并做详细记录。治疗期间应注意患者是否有氧中毒的表现。如遇氧中毒，应迅速摘除面罩或吸氧装置，并报告医生，执行医嘱。吸氧过程中，务必保证呼吸道的通畅。使用吸引器负压不宜过大。

（3）减压时，开放所有引流管。调整莫菲滴管的液平面，防止气体进入循环系统。若加压时向气囊注入气体，此时应抽出等量气体，以免气囊膨胀压迫气管黏膜。减压时，病情易发生变化，此期应谨慎，加强观察。除注意生命体征外，还要观察有无肺水肿、肺气压伤及大出血。对手术患者还要注意伤口的渗出情况。如遇上述表现，应通知舱外，暂停减压，按相应原则先做紧急处理。减压时，还要注意给患者保暖。治疗过程中，要详细、准确记录病情变化及执行医嘱的情况。如为护士陪舱治疗，应经常向舱外人员报告病情，以取得医疗指导。

3. 出舱后护理

（1）患者安全出舱后，陪舱人员应向有关人员做好接交工作，共同查看患者，交代注意事项。

（2）陪舱人员必须完成陪舱记录的书写后方能离岗。

（3）出舱后，应将带入舱内的仪器、用具清洗整理归位。补充消耗的急救药品。

（四）消毒隔离常规

（1）严格执行消毒隔离制度、注意无菌操作。

（2）治疗期间，工作人员一律穿着工作服，戴工作帽。在进行换药、注射，以及各种穿刺时必须戴口罩，严格执行无菌操作。

（3）治疗完毕，高压氧治疗室应每天拖地板一次。

（4）高压氧专用场所每天上、下午各打扫一次。

（5）高压氧舱体表每周擦抹一次。

（6）专用衣服、拖鞋每周清洗 2 次。

（7）便器用后冲洗并用漂白粉溶液浸泡消毒，次日清洗后备用。

第五章　内分泌与代谢性疾病的护理

第一节　单纯性甲状腺肿的护理

一、概述

单纯性甲状腺肿是因缺碘、先天性甲状腺激素合成障碍或致甲状腺肿物质等多种原因引起的非炎症性、非肿瘤性甲状腺肿大。不伴甲状腺功能减退或亢进表现。碘缺乏是地方性甲状腺肿的最常见原因。

（一）病因

大多数单纯性甲状腺肿患者没有明显的病因，部分患者的发病可能与下列因素有关。

1. 碘缺乏

碘是合成甲状腺激素的必需元素，碘元素不足，机体不能合成足够的甲状腺激素，反馈刺激垂体促甲状腺激素（thyroid simulating hormone，TSH）升高，升高的 TSH 促使甲状腺增生，引起甲状腺肿。我国是碘缺乏严重的国家，国家推行的“全民加碘盐”政策是防止碘缺乏病的最有效的措施。

2. 酶缺陷

甲状腺激素合成过程中某些酶的先天性缺陷或获得性缺陷可引起单纯性甲状腺肿，如碘化物运输酶缺陷、过氧化物酶缺陷、去卤化酶缺陷、碘酪氨酸耦联酶缺陷等。

3. 药物

碘化物、氟化物、锂盐、氨基比林、氨鲁米特、磺胺类、保泰松、胺碘酮、磺胺丁脲、甲巯咪唑、丙硫氧嘧啶等药物可引起单纯性甲状腺肿。这些药物通过不同的机制，干扰或抑制甲状腺激素合成过程中的各个环节，最终影响甲状腺激素合成，反馈引起 TSH 升高，导致甲状腺肿。

4. 吸烟

吸烟可引起单纯性甲状腺肿，因为吸入物中含硫氰酸盐，这是一种致甲状腺肿物质，吸烟者血清甲状腺球蛋白水平要高于非吸烟者。

5. 遗传因素

Brix 曾对非地方性甲状腺肿流行地区的 5000 多例单卵双生和双卵双生的同性别孪生子进行研究，发现单纯性甲状腺肿的遗传易感性占 82%，18% 归因于环境因素，该研究结果是散发性甲状腺肿可由遗传因素引起的重要证据。目前发现与散发性甲状腺肿发病有关的遗传因素有 14q、多结节性甲状腺肿基因 –1、3q26、Xp22、甲状腺球蛋白基因等。流行病学资料表明，甲状腺肿常常有家族聚集性。

6. 其他疾病

皮质醇增多症、肢端肥大症及终末期肾脏疾病患者可发生单纯性甲状腺肿。

（二）临床表现

1. 甲状腺肿大或颈部肿块

甲状腺肿大是非毒性甲状腺肿特征性的临床表现，患者常主诉颈部变粗或衣领发紧。甲状腺位于颈前部，一旦肿大容易被患者本人或家人发现，有时甲状腺肿可向下延伸进入胸腔，这可能是由于胸廓内负压和肿瘤重量下坠所致，偶见甲状腺肿发生于迷走甲状腺组织。病程早期为弥漫性甲状腺肿大，查体可见肿大甲状腺表面光滑，质软，随吞咽上下活动，无震颤及血管杂音，随着病程的发展，逐渐出现甲状腺结节性肿大，一般为不对称性、多结节性多个结节可聚集在一起，表现为颈部肿块。结节大小不等、质地不等、位置不一。甲状腺肿一般无疼痛，如有结节内出血则可出现疼痛。如体检发现甲状腺结节质硬活动度欠佳，应警惕恶变可能。

2. 压迫症状

压迫症状是非毒性甲状腺肿最重要的临床表现，压迫症状在病程的晚期出现，但胸骨后甲状腺肿早期即可出现压迫症状。

（1）压迫气管：轻度气管受压通常无症状，受压较重可引起喘鸣、呼吸困难、咳嗽。胸骨后甲状腺肿引起的喘鸣和呼吸困难常在夜间发生，可随体位改变而发生（如患者上肢上举）。

（2）压迫食管：食管位置较靠后，一般不易受压，如甲状腺肿向后生长并包绕食管，可压迫食管引起吞咽不畅或困难。

（3）压迫喉返神经：单纯性甲状腺肿很少压迫喉返神经，除非合并甲状腺恶性肿瘤，肿瘤浸润单侧喉返神经可引起声带麻痹、声音嘶哑，双侧喉返神经受累还可引起呼吸困难。出现喉返神经受压症状时，要高度警惕恶变可能。

（4）压迫血管：巨大甲状腺肿，尤其是胸骨后甲状腺肿可压迫颈静脉、锁骨下静脉甚至上腔静脉，引起面部水肿，颈部和上胸部浅静脉扩张。

（5）压迫膈神经：胸骨后甲状腺肿可压迫膈神经，引起呃逆，膈膨升。膈神经受压较少见。

（6）压迫颈交感神经链：胸骨后甲状腺肿可压迫颈交感神经链，引起霍纳综合征。

（三）辅助检查

1. 血清 TSH、T3、T4 检测

单纯性甲状腺肿患者血清 TSH、T3、T4 水平正常。

2. ^{131}碘摄取率

^{131}碘摄取率正常或升高。

3. 血清甲状腺过氧化物酶抗体（TPO-Ab）、甲状腺球蛋白抗体（TgAb）

一般为阴性，少数可为轻度升高，可提示其将来发生甲减的可能性较大。

4. 细针穿刺细胞学检查

对于 B 超显示为低回声的实质性结节、钙化结节直径≥ 1 mm 的结节、质地较硬结节或生长迅速的结节应行细针穿刺细胞学检查。细针穿刺细胞学检查是术前评估甲状腺结节良恶性最有效的方法，敏感性为 65%~98%，特异性为 72%~100%。

5. 颈部 X 线检查

对病程较长，甲状腺肿大明显，或有呼吸道梗阻症状，或胸骨后甲状腺肿的患者应摄气管 X 线片，以了解有无气管移位、气管软化，并可判断胸骨后甲状腺肿的位置及大小。

6. 颈部超声检查

颈部 B 超是诊断甲状腺肿方便、可靠的方法。B 超能检测出 2~4 mm 的小结节，因此 B 超能发现体检触不到的结节，通常体检发现成人甲状腺结节的发生率为 4%~7%，而 B 超检查发现成人近 70% 有甲状腺结节。彩色多普勒检查时，可发现正常甲状腺血流信号无明显增加，呈散在的少许血流信号。

7. 核素显像

核素显像可以评价甲状腺形态及甲状腺结节的功能。弥漫性甲状腺肿可见甲状腺体积增大，放射性分布均匀，结节性甲状腺肿可见热结节或冷结节。

8. 颈部 CT 和 MRI

颈部 CT 或 MRI 并不能提供比 B 超更多的信息且价格较高，但对于胸骨后甲状腺肿有较高的诊断价值。

9. 呼吸功能检测

巨大甲状腺肿或胸骨后甲状腺肿，应行肺功能检测以对气道受压情况做出功能性评价。

（四）治疗

对于多数单纯性甲状腺肿患者，不论是弥漫性还是结节性，都可以不需任何特殊治疗。

1. 治疗指征

（1）有局部症状，从颈部不适到严重压迫症状。

（2）影响美观。

（3）甲状腺肿进展较快。

（4）胸骨后甲状腺肿。

（5）结节性甲状腺肿不能排除恶变者。

（6）伴甲状腺功能异常者（包括甲亢）。

2. 治疗原则

单纯性甲状腺肿患者临床表现轻重不一，差异较大，因此，治疗方案应个体化。因为单纯性甲状腺肿的甲状腺功能是正常的，不需要治疗。除非患者有美容要求或有压迫甚至怀疑肿瘤的情况下，采取放射 ^{131} 碘治疗或手术治疗。

3. 不治疗、临床随访

许多单纯性甲状腺肿患者甲状腺肿生长缓慢，局部无症状，甲状腺功能正常，可不予特殊治疗，临床密切随访，定期体检、B 超检查。另外，要定期检测血清 TSH 水平，以及早发现亚临床甲亢或甲减。如有明显的致甲状腺肿因素存在，应予以去除。

4.TSH 抑制治疗

部分单纯性甲状腺肿的发病机制与 TSH 的刺激有关，用外源性甲状腺激素可以抑制内源性 TSH 的分泌，从而防治甲状腺肿的生长，TSH 抑制治疗已被广泛应用于单纯性甲状腺肿的治疗。TSH 抑制治疗前，应检测血清 TSH 水平，若血清 TSH 水平正常，则可进行 TSH 抑制治疗，若血清 TSH<0.1 mU/L，则提示有亚临床甲亢，不应行 TSH 抑制治疗。TSH 抑制治疗时应检测血清 TSH 水平或甲状腺摄碘率（RAIU），一般认为，血清 TSH<0.1 mU/L 或 RAIU<5% 为完全抑制，高于这水平为部分抑制。一般认为，血清 TSH 水平抑制到正常范围的下限水平即可。对于 TSH 抑制性治疗的有效性是一个有争论的问题，治疗时需要将 TSH 抑制到正常值以下，并注意长期抑制 TSH 治疗可能造成心脏和骨骼的不良反应。

5. 放射性 ^{131} 碘治疗

放射性 ^{131} 碘在毒性甲状腺肿的治疗中已广泛应用，在非毒性甲状腺肿的治疗中尚未广泛应用。近年来情况有所改变，^{131} 碘治疗单纯性甲状腺肿已被越来越多的重视。近 10 年来，有多篇文献报告采用一次性大剂量碘治疗单纯性甲状腺肿取得了较好的疗效，可使 80%~100% 的患者的甲状腺体积缩小 40%~60%。

6. 手术治疗

手术治疗可以迅速解除局部压迫症状。因此，手术治疗单纯性甲状腺肿具有不可替代的优势。

7. 穿刺抽吸或注射无水乙醇

对于囊性结节可行穿刺抽吸或注射无水乙醇，能起到使结节退缩的疗效。

二、护理问题

（1）自我形象紊乱与颈部外形异常有关。

（2）缺乏单纯性甲状腺肿的相关防治知识。

（3）潜在并发症有碘甲状腺功能亢进症。

三、护理措施

（一）一般护理

向患者阐明单纯性甲状腺肿的病因和防治知识，消除患者因形体改变而引起的自卑与挫折感，正确认识疾病所致的形体外观改变，指导患者利用服饰进行外表修饰，完善自我形象。指导患者多食海带、紫菜等海产品及含碘丰富的食物。

（二）病情观察

观察患者甲状腺肿大的程度、质地，有无结节和压痛，以及颈部增粗的进展情况。

（三）用药护理

指导患者遵医嘱准确服药，不可随意增多和减少；观察甲状腺药物治疗的效果和不良反应。如患者出现心动过速、呼吸急促、食欲亢进、怕热多汗、腹泻等甲状腺功能亢进症表现，应及时汇报医师处理。结节性甲状腺肿患者避免大剂量使用碘治疗，以免诱发碘甲亢。

（四）健康教育

（1）在地方性甲状腺肿流行地区，开展防治的宣传教育工作，指导患者补充碘盐，指出这是预防缺碘性地方性甲状腺肿最有效的措施。

（2）指导碘缺乏患者和妊娠期妇女多进食含碘丰富的食物，如海带、紫菜等海产类食品，避免摄入大量阻碍甲状腺激素合成的食物和药物。食物有卷心菜、花生、菠菜、萝卜等，药物有硫氰酸盐、保泰松、碳酸锂等。

（3）嘱患者按医嘱准确服药和坚持长期服药，以免停药后复发。教会患者观察药物疗效及不良反应。

第二节　甲状旁腺功能亢进症的护理

一、概述

甲状旁腺功能亢进症是甲状旁腺激素分泌过多所致的钙磷代谢异常性疾病，可分为原发性、继发性、三发性及假性四种。

（一）病因

1. 原发性

原发性甲状旁腺功能亢进症是由于甲状旁腺腺瘤、增生、肥大或腺癌所引起的甲状旁腺激素分泌过多，其病因尚不明，可能与放射性损伤或家族遗传有关。

2. 继发性

继发性是由于体内存在甲状旁腺激素刺激因素，引起甲状旁腺增生、肥大或形成自由性腺瘤。本症多见于维生素 D 缺乏症、严重肾功能不全、骨软化症、小肠吸收不良等。继发性是在甲状旁腺功能亢进的基础上发展起来的。如甲状旁腺对各种刺激因素反应过度或腺体受到持久刺激不断增生、肥大超越了生理需要，腺体中的部分增生组织转化瘤，自主性分泌过多的甲状旁腺激素，并引起明显的纤维骨炎。血钙由正常或稍低进而明显超过正常。

3. 假性

由肺、肾、肝等恶性肿瘤所分泌的甲状旁腺激素样多肽或溶骨性因子引起。

（二）临床表现

本病多见于 20~50 岁的成年人，一般 40 岁以后发病率明显增加。本病的临床表现主要有以下几点。

1. 高钙血症

中枢神经系统表现为记忆力减退，情绪不稳定。当血钙浓度超过 3 mmol/L 时，易出现幻觉、狂躁，甚至肌电图异常。消化系统可出现食欲缺乏、腹胀、便秘、消化不良、恶心、呕吐。若皮肤钙盐沉积，还可引起皮肤瘙痒。

2. 泌尿系统

表现为尿量增多、夜尿、口渴等现象。还可以出现肾结石与肾实质钙化，反复发作的肾绞痛与血尿。肾钙质沉着症可导致肾功能逐渐减退，最后引起肾功能不全。

3. 骨骼系统

早期主要在髋部、腰背部、肋骨和四肢出现骨痛，局部有压痛。后期表现为纤维囊性骨炎，出现骨骼畸形与病理性骨折，身材变矮，行走困难；部分患者还可出现骨囊肿，表现为局部骨折隆起。

4. 高钙危象

严重患者可出现重度高钙血症，伴有明显脱水，威胁生命，应给予紧急处理。

（三）检查

（1）实验室检查，血钙测定、血磷测定、血清碱性磷酸酶测定、尿钙测定、血清甲状旁腺激素测定等。

（2）X 线片检查。

（四）治疗

1. 手术治疗

（1）甲状旁腺瘤切除后通常能治愈，注意多发性及异位肿瘤的存在。

（2）增生性者做次全切除。

2. 高钙血症的治疗

（1）静滴生理盐水。

（2）血容量补足后才可应用利尿剂，因为噻嗪类会抑制钙的排泄，加重高钙血症，故不能应用该类药物。

3. 轻度患者的治疗

血钙 <2.5 mmol/L（<11 mg/dL）且无症状，处理措施如下：适当补充液体，适当运动，避免制动，禁止使用噻嗪类药物，肾功良好者加用磷酸盐制剂，绝经后妇女需加用雌激素，监测骨矿物质含量。

二、护理问题

（1）自我形象紊乱与骨骼异常有关。

（2）缺乏甲状旁腺功能亢进的相关防治知识。

三、护理措施

（一）日常生活护理

由于高钙血症使肌肉松弛，张力减退，患者易于疲乏无力，应做好生活护理。卧床患者要加强翻身，预防压疮，翻身动作要轻柔。

（二）饮食护理

由于血钙过高致尿钙排出增多，患者常有多尿，鼓励患者足量饮水以补充丢失的水分。避免高钙饮食。禁食牛奶、海带、虾皮、豆制品等含钙高的食物。

（三）保持大便通畅

原发性甲状旁腺功能亢进症患者多有高血钙，高血钙可导致神经肌肉激惹性降低，胃肠道平滑肌张力降低，蠕动缓慢，常引起食欲缺乏、恶心、呕吐、便秘等，嘱患者适当进食高纤维食物，保持大便通畅，必要时可予以缓泻剂或灌肠。

（四）预防骨折

由于甲状旁腺激素分泌过多，钙自骨骼至血液循环，多数患者都有不同程度的骨质疏松，轻微的跌伤或撞击都有可能导致病理性骨折。应适当限制患者活动，最好睡硬板床，并为患者创造安全的环境，保持地面干净，呼叫器应放在患者易取处；协助患者起床，如厕，有跌伤危险的患者应在床头贴预防跌伤的标志，上床边护栏，外出检查时备轮椅或推车。已有骨折的患者要绝对卧床，抬高患肢，注意骨折部位血液循环情况。

（五）心理护理

要热情接待患者，及时给以安置，耐心向患者介绍病区的环境，经常与患者沟通，鼓励患者说出内心的感受，增强战胜疾病的信心。并创造安静的环境，病室空气清新，以消除患者的紧张情绪。

（六）病情观察

原发性甲状旁腺功能亢进症可累及多个系统，临床表现复杂多样，应密切观察病情变化。

（1）密切观察生命体征，高钙血症可引起血压升高和各种心律失常。心电图可见 Q–T 间期缩短、ST–T 改变、房室传导阻滞和低钾性 U 波，如不及时治疗，可导致严重的心律失常甚至心搏骤停。

（2）严密监测血钙的变化，当血钙浓度血钙≥ 3.75mmol/L 时，可出现高钙危象，多数患者病情迅速恶化，如不及时抢救常死于肾衰竭或循环衰竭。

第三节　甲状旁腺功能减退症的护理

一、概述

甲状旁腺是多位于人体颈前部甲状腺侧叶后方的内分泌腺体，约 80% 的人有 4 个甲状旁腺，甲状旁腺分泌的激素主要为甲状旁腺素，它主要调节人体内钙磷代谢和骨骼代谢。甲状旁腺功能减退症简称甲旁减，因多种原因导致甲状旁腺素（parathyroid hormone，PTH）产生减少或作用缺陷而造成以低钙血症、高磷血症为主要化验异常，患者表现为反复手足搐搦和癫痫发作，长期口服钙剂和维生素 D 制剂以使病情得到控制。

（一）病因

1. 甲状旁腺发育不全

先天性甲状旁腺发育不全可致甲旁减，在新生儿时发病。可单一地发生甲旁减，也可有先天性胸腺萎缩的免疫缺陷和先天性心脏异常。

2. 甲状旁腺损伤

甲状旁腺损伤多见于甲状腺癌根治或甲状旁腺功能亢进症多次手术后，切除或损伤甲状旁腺组织，影响甲状旁腺血液供应。有暂时性和永久性甲旁减两种情况。颈前部或甲状腺手术引起的甲旁减的发生率0.2%~5.8%。原发性甲旁亢患者术后出现永久性甲旁减约0.5%。极少数的患者是因接受颈部放射治疗后发生甲旁减。

3. 金属中毒

金属中毒如血色病（铁）、地中海贫血（铁）和肝豆状核变性（威尔逊病、铜）等。

4. 甲状旁腺浸润性疾病

甲状旁腺浸润性疾病如淀粉样变、结核病、结节病、肉芽肿或肿瘤浸润而引起。

5. 自身免疫性多腺体疾病

自身免疫性多腺体疾病如家族性内分泌病变－甲状旁腺功能减退、艾迪生病及黏膜皮肤念珠菌病综合征。

6. 甲状旁腺激素分泌缺陷

甲状旁腺激素（parathyroid hormone，PTH）分泌缺陷如钙敏感受体和甲状旁腺激素的基因异常，导致PTH分泌的调控与合成障碍。

7. 甲状旁腺激素分泌的调节异常

（1）母亲患甲状旁腺功能亢进的新生儿。

（2）甲旁亢患者手术后。

（3）低镁血症。

8. 靶组织对PTH生物学作用反应的缺陷

靶组织对PTH作用的抵抗可原发于假性甲旁减或继发于低镁血症。

（二）临床表现

1. 神经肌肉应激性增加

初期主要有麻木、刺痛和蚁走感，严重者呈手足搐搦，甚至全身肌肉收缩而有惊厥发作。一般当血游离钙浓度≤ 0.95 mmol/L（3.8 mg/dL），或血总钙值≤ 1.88 mmol/L（7.5 mg/dL）时常出现症状。也可伴有自主神经功能紊乱，如出汗、声门痉挛、气管呼吸肌痉挛及胆、肠和膀胱平滑肌痉挛等。体征有面神经叩击征阳性（低钙击面征），和束臂加压试验阳性（低钙束臂征）。

2. 神经系统表现

癫痫发作，其类型有大发作、小发作、精神运动性发作和癫痫持续状态。伴有肌张力增高、手颤抖。精神症状有兴奋、焦虑、恐惧、烦躁、欣快、抑郁、记忆力减退、妄想、幻觉和谵妄等。约 15% 患者有智力减退，大约 5% 见视盘水肿，偶有颅内压增高，脑电图示一般节律慢波、爆发性慢波以及有尖波、棘波、癫痫样放电改变。

3. 外胚层组织营养变性

外胚层组织营养变性，如低钙性白内障，出牙延迟、牙发育不全、磨牙根变短、龋齿多甚至缺牙，皮肤角化过度、指（趾）甲变脆、粗糙和裂纹，及头发脱落等。

4. 骨骼改变

病程长、病情重者可有骨骼疼痛，以腰背和髋部多见。骨密度正常或增加。

5. 胃肠道功能紊乱

胃肠道功能紊乱有恶心、呕吐、腹痛和便秘等。

6. 心血管异常

低血钙刺激迷走神经可导致心肌痉挛而突然死亡。患者心率增速或心律不齐。心电图示 Q–T 间期延长。重症患者可有甲旁减性心肌病，心力衰竭。

7. 转移性钙化

转移性钙化多见于脑基底节（苍白球、壳核和尾状核），常对称性分布。脑 CT 检查阳性率高，约 50%。病情重者，小脑、齿状核、脑的额叶和顶叶等脑实质也可见散在钙化。其他软组织、肌腱、脊柱旁韧带等均可发生钙化。

8. 假性甲旁减的特殊表现

典型患者常出现身材矮粗、体型偏胖、脸圆、颈短、盾状胸、指（趾）骨畸形（多为第 4、5 掌骨或跖骨）。软组织钙化和骨化多较继发性和特发性甲旁减多见。

（三）检查

（1）血钙水平≤ 2.13 mmol/L（8.5 mg/dL）。有明显症状者，血总钙值一般≤ 1.88 mmol/L（7.5 mg/dL），血游离钙≤ 0.95 mmol/L（3.8 mg/dL）。

（2）血磷多数患者增高，部分患者正常。

（3）24h 尿钙和磷排量，尿钙排量减少。肾小管回吸收磷增加，尿磷排量减少，部分患者正常。

（4）血碱性磷酸酶正常。

（5）血 PTH 值多数低于正常，也可以在正常范围，因低钙血症对甲状旁腺是一强烈刺激，当血总钙值≤ 1.88 mmol/L（7.5 mg/dL）时，血 PTH 值应有 5~10 倍的增加。所以低钙血症时，如血 PTH 水平在正常范围，仍属甲状旁腺功能减退，因此测血 PTH 时，应同时测血钙，两者一并分析。假性甲状旁腺功能减退症的患者，血 PTH 水平均是增高的。原发性甲旁亢和散发性甲旁亢患者虽然血 PTH 也是升高的，但同时有高血钙、低血磷。

（四）治疗

应早期诊断和及时治疗，治疗目标是控制病情，使症状缓解，血清钙纠正至正常低限或接近正常，尿钙排量保持在正常水平，婴儿<1.0 mmol/24 h（40 mg/24 h），儿童<0.1~0.15 mmol/kg/24 h（4~6 mg/24 h），成人 2.5~7.5 mmol/24 h（100~300 mg/24 h）。

1. 钙剂和维生素 D 及其衍生物的应用

钙剂和维生素 D 及其衍生物的应用，这一经典治疗方案还将是未来很长时间内的主要治疗手段。维生素 D 及其衍生物的治疗剂量因人而异，个体差异较大，需酌情制定治疗方案。服钙剂和维生素 D 制剂时，药物剂量的调整应兼血钙和磷水平以及尿钙排量，治疗不足会仍有手足搐搦发作和基底节钙化等并发症，治疗过度有高钙血症和泌尿系结石发生风险。当血钙尚未达到目标值而 24 h 尿钙已 >8.75 mmol（350 mg）时，可考虑加用氢氯噻嗪和钾盐（如柠檬酸钾），以促进肾脏远曲小管对钙的重吸收。密切监测血钙磷和 24 h 尿钙。假性甲旁减的治疗相对容易，其血钙更易被纠正且不容易出现高尿钙。

（1）钙剂：应长期口服，葡萄糖酸钙、乳酸钙、氯化钙和碳酸钙中分别含元素钙 9.3%、13%、27% 和 40%。少数患者单纯服钙剂即可纠正低钙血症。餐中服用钙剂有助于降低血磷。

（2）维生素 D 及其衍生物：维生素 D_2，个别患者需更大剂量。双氢速变固醇（dihydrotachysterol，DHT 或 AT10）一般从小量开始，一次服，开始每周监测血和尿钙，酌情调整药量。骨化三醇（1,25- 羟维生素 D_3，即钙三醇）。阿法骨化醇（1α－羟基维生素 D_3）适用于肝功能正常的患者，分三次口服，其治疗剂量约为骨化三醇的 1.6~2 倍。

2. 甲状旁腺激素替代治疗

理论上应为甲旁减最理想的治疗，已有基因重组的人 PTH 制剂上市，但目前多用于骨质疏松治疗。多项临床试验提示 PTH1–34 皮下注射治疗较传统的补充钙剂和维生素 D 的治疗可以更好地使血钙达正常范围，并减少高尿钙发生，因此可减少肾结石、肾功能不全的发生率。但因其价格太高，且长期应用的安全性证据仍不充分，美国食品和药物管理局（FDA）目前尚未批准 PTH 用于儿童和 24 岁以下的成人。即使是在成人，PTH 治疗甲旁减的适应证也还未被 FDA 批准。

3. 甲状旁腺移植

目前还存在供体来源、排异反应等诸多问题，因此尚在研究中，未应用于临床治疗。

二、护理问题

（1）甲状旁腺功能减退的预后与原发病的关系。

（2）有皮肤干燥、色素沉着、毛发稀疏、脱落。

（3）反复手足搐搦和癫痫发作。

继发性甲旁减的预后与原发病有很大关系。对于特发性甲旁减和假性甲旁减，钙剂和维生素 D 的联合应用完全可以控制病情，因此决定预后的重点是能否得到早期正确的诊断和合理的治疗。这不仅意味着消除低血钙相关的手足搐搦和神经系统症状，而且可以预防和防止低钙性白内障和基底节钙化的发生和进展。

三、护理措施

（1）根据病情需要调节输液速度，确保静脉输液通畅无液体外渗，各种操作动作要轻，避免各种不良刺激引起患者情绪激动。保持大便通畅，避免用力大便，多食水果及高纤维素食物。

（2）强调多人协作，患者出现抽搐时，应立即予以平卧，头偏向一侧迅速用开口器或舌钳以防止舌咬伤和舌后坠，并及时吸痰，吸氧，保持呼吸道通畅，建立静脉通道。

（3）心电监护，每 15 min 巡视 1 次，并嘱家属陪伴，密切监测患者心率、血压、神志、精神状态的改变，及时准确记录 24 h 出入量，及时正确采集送检血标本。

（4）注意保暖。轻度低血钙，遵医嘱静推 10% 葡萄糖酸钙 10 mL，注意推注速度缓慢，以防止发生心脏抑制，药物迅速进入中枢起到缓解四肢抽搐，根据情况可每 4~6 h 重复 1 次。

（5）中重度低血钙患者给予 10% 葡萄糖酸钙 20 mL 静脉注射，可同时肌肉或静脉注射地西泮 5~10 mg。经上述处理绝大多数患者手足抽搐能有效控制。

（6）对于难以控制或短期内抽搐发作频繁者可以给予 10% 葡萄糖酸钙 10~20 mL 缓慢静脉滴注，控制急性症状和预防反复效果良好，且安全，会对心脏产生明显抑制。

（7）伴有镁降低者可给予 25% 硫酸镁 10~20 mL 静脉滴注能增加 PTH 对靶器官的敏感性，改善低血钙症状。

第四节　库欣综合征的护理

一、概述

库欣综合征（Cushing syndrome）指由多种原因导致肾上腺分泌过多糖皮质激素所引起的症状群。主要表现满月脸、多血质、向心性肥胖、皮肤紫纹、痤疮、糖尿病倾向、高血压和骨质疏松等。

（一）病因

（1）垂体分泌促肾上腺皮质激素（adrenocorticotropic hormone，ACTH）过多，导致双侧肾上腺增生，分泌大量的皮质激素，此类型最多见。

（2）异位 ACTH 综合征，是由垂体以外的癌瘤产生 ACTH，最常见的是肺癌。

（3）原发性肾上腺皮质肿瘤。

（4）不依赖 ACTH 的双侧小结节性增生或大结节性增生。

（二）临床表现

1. 代谢紊乱

（1）脂肪代谢障碍：特征性表现为向心性肥胖、满月脸、水牛背、球形腹、四肢瘦小，是由于体内脂肪分解与合成均受到促进，使脂肪转移重新分布引起。

（2）蛋白质代谢障碍：表现为皮肤菲薄形成紫纹，以臀部外侧、下腹部、大腿内外侧等处多见，呈对称性分布。肌肉萎缩无力，腰酸背痛，严重时站立困难，行动不便，骨质疏松以脊椎和肋骨明显，脊柱变性可发生自发性骨折，是由于蛋白质分解加速、合成抑制，形成负氮平衡引起。

（3）糖代谢障碍：表现为血糖升高，主要是因为皮质激素有拮抗胰岛素的作用，抑制糖利用，促进糖异生引起。

2. 电解质紊乱

轻度水肿或低血钾症。

3. 多器官功能障碍

（1）心血管病变：高血压常见。

（2）性功能异常：女性月经稀少、不规则或闭经，多伴不孕，轻度脱毛，痤疮常见。男性性欲减退、睾丸变软、阴茎缩小，出现阳痿，背部及四肢体毛增多。

（3）神经精神症状：情绪不稳定，烦躁、失眠，严重者精神变态，或可发生偏执狂。

（4）皮肤色素沉着：异位 ACTH 综合征患者明显。

（三）辅助检查

1. 糖皮质激素分泌异常的检查

血浆皮质醇水平增高且昼夜节律消失，24h 尿 17– 羟皮质类固醇和尿游离皮质醇升高。

2. 病因诊断检查

（1）大剂量地塞米松抑制试验：能被抑制到对照值的 50% 以下者，病变大多为垂体性不能被抑制者，为原发性肾上腺皮质肿瘤或异位 ACTH 综合征。

（2）ACTH 试验：垂体性病和异位 ACTH 综合征者有反应，高于正常；原发性肾上腺皮质肿瘤则大多数无反应。

3. 影像学检查

影像学检查包括肾上腺超声检查，蝶鞍区断层摄片，CT，MRI 等。

（四）治疗原则

治疗措施为三种：手术、放射及药物治疗。药物主要使用肾上腺皮质激素合成阻滞药，如米托坦、美替拉酮、氨鲁米特、酮康唑。

二、护理问题

（1）自我形象紊乱与库欣综合征引起身体外观改变有关。

（2）体液过多与糖皮质激素过多引起水钠潴留有关。

（3）有感染的危险与皮质醇增多有关。

（4）有受伤的危险与蛋白质代谢异常和钙吸收障碍有关。

（5）潜在并发症，心力衰竭、脑血管意外、类固醇性糖尿病。

三、护理措施

（一）症状护理

（1）预防感染，保持皮肤清洁，勤沐浴，换衣裤，保持床单的平整清洁。做好口腔、会阴护理。

（2）观察精神症状，防止发生事故。患者烦躁不安，异常兴奋或抑郁状态时，要注意严加看护，防止坠床，用床档或用约束带保护患者，不宜在患者身边放置危险品，避免刺激性言行，耐心仔细。

（3）肾上腺癌化疗的患者，观察有无恶心、呕吐、嗜睡、运动失调和记忆减退。

（4）每周测量身高、体重，预防脊柱突发性压缩性骨折。

（5）正确无误做好各项试验，及时送检。

（二）一般护理

（1）卧床休息，轻者可适当活动。

（2）饮食宜给予高蛋白、高维生素、低脂、低钠、高钾的食物，每餐不宜过多或过少，要均匀进餐。

（3）给予情感支持。以尊重和关心的态度与患者交谈，消除患者因形体改变而引起的失望与挫折感以及焦虑害怕的情绪，正确认识疾病所导致的形体外观改变，提高对形体改变的认识和适应能力，如可建议穿宽松的衣服。

（4）正确做好各项试验，及时送检。

（三）健康指导

（1）指导患者在日常生活中，要注意预防感染，皮肤保持清洁，防止外伤，骨折。

（2）指导患者正确地摄取营养平衡的饮食，给予低钠、高钾、高蛋白的食物。

（3）遵医嘱服用药，不擅自减药或停药。

（4）定期门诊随访。

第五节　痛风的护理

一、概述

痛风是慢性嘌呤代谢障碍所致一组异质性疾病。以高尿酸血症及由此而引起的痛风性急性关节炎反复发作、痛风石沉积、痛风石性慢性关节炎和关节畸形，并常累及肾脏引起慢性间质性肾炎和尿酸肾结石形成为主要临床特点。根据其病因可分为原发性和继发性两大类。其中以原发性痛风占大多数。

（一）病因

原发性者属遗传性疾病，且与肥胖、原发性高血压、血脂异常、糖尿病、胰岛素抵抗关系密切。继发性者可由肾病、血液病、药物及高嘌呤食物等多种原因引起。

（二）临床表现

1. 无症状期

仅有血尿酸持续性或波动性升高。从血尿酸增高至症状出现，时间可长达数年至十余年，有些可终身不出现症状，其症状的出现与高尿酸血症的水平和持续时间有关。

2. 急性关节炎期

急性关节炎期为痛风的首发症状，表现为突然发作的单个，偶尔双侧或多关节红肿热痛、功能障碍，可有关节腔积液，伴发热、白细胞增多等全身反应。常在夜间发作，因疼痛而惊醒，最易受累的部位是关节，依次为踝、膝、腕、指、肘关节。急性关节炎多于春秋发病，酗酒、过度疲劳、关节受伤、关节劳损、手术、感染、寒冷、摄入蛋白和高嘌呤食物为常见的发病诱因。

3. 痛风石及慢性关节炎期

痛风石是痛风的一种特征性损害，是尿酸沉积所致。常多关节受累，且多见于关节远端，受累关节可表现为以骨质缺损为中心的关节肿痛，僵硬及畸形，无一定形状且不对称。痛风石以关节内及关节附近与耳郭常见。呈黄色大小不一的隆起，小如芝麻，大如鸡蛋，起初质软，随着纤维增多逐渐变硬如石。严重时痛风石处皮肤发亮、菲薄、容易经皮破溃排出白色尿酸盐结晶，瘘管不易愈合。

4. 肾病变

痛风性肾病是痛风特征性的病理变化之一。尿酸盐结晶沉积引起慢性间质性肾病，进一步累积肾小管血管床，可出现蛋白尿、夜尿增多、血尿和等渗尿，进而发生高血压、氮质血症等肾功能不全等表现。

5. 高尿酸血症与代谢综合征

高尿酸血症常伴有肥胖、原发性高血压、高脂血症、2 型糖尿病、高凝血症、高胰岛素血症为特征的代谢综合征。

（三）治疗要点

1. 一般治疗

调节饮食，控制总摄入量；限制嘌呤食物，严禁饮酒；适当运动，减轻胰岛素抵抗，防止超重和肥胖；多饮水，增加尿酸的排泄；避免使用抑制尿酸排泄的药物：避免各种诱发因素。

2. 急性痛风性关节炎期的治疗

秋水仙碱，为治疗痛风急性发作的特效药，一般口服 6~12 h 症状减轻，24~48 h 内 90% 的患者症状缓解。非甾体类药物，常用药物有吲哚美辛、双氯芬酸、布洛芬、美洛昔康、塞来昔布、罗非昔布等，效果不如秋水仙碱。糖皮质激素于上述药物治疗无效或禁用时使用，一般不用。

3. 发作间歇期和慢性期处理

治疗目的是使血尿酸维持正常水平。促进尿酸排泄药，常用有丙磺舒、磺吡酮、苯溴马隆，用药期间要多饮水。抑制尿酸合成药，目前只有嘌呤醇。此外，要保护肾功能，关节体疗等。

4. 无症状性高尿酸血症的治疗

积极寻找病因的相关因素，如利尿药的应用、体重增加、饮酒、高血压、血脂异常等。

二、护理问题

（1）关节痛与尿酸盐结晶、沉积在关节引起炎症反应有关。

（2）躯体活动障碍与关节受累、关节畸形有关。

（3）缺乏与痛风有关的饮食知识。

三、护理措施

痛风依不同发病的时期，有不同的注意事项。

（一）无症状的高尿酸血症时期

发现高尿酸血症时，需再追踪，且进一步检查有无其他疾病，如肿瘤、肾功能不全、血液疾病等。避免服用诱发高尿酸血症的药物，如利尿剂、阿司匹林、抗结核药物等，如自行服用时，请务必咨询医生。

（二）急性痛风性关节炎时期

鼓励患者卧床或在椅子上休息。在急性期未消失前，患部不可负重，以减少病情加重的机会。已发炎的关节处，局部会红、肿、热、痛，应保持局部的休息，并可利用护架预防被褥对疼痛关节造成压迫，减轻疼痛，另给予患部抬高保持舒适。改变姿势时，动作要慢且缓和，避免碰撞机会造成剧烈疼痛。日常所需用物，如茶杯、开水、叫人铃等，尽量放置床边以利患者取用，减少移动所造成的疼痛。如需下床时，则注意给予安全的支撑，如拐杖、助行器等。痛风急性发作时，局部勿施以冰敷、热敷或按摩，因皆会引起更剧烈的疼痛。监测生命征象，注意患者有无发热情形。摄取足够的水分，每天至少需有 2000 mL，可利尿酸排泄及预防尿路结石。但有心脏疾病、肾功能不全者例外。按时服药，以抑制炎症反应，改善疼痛程度。急性发作时，仍需限制高嘌呤类食物摄取，如甲壳类海产、内脏类、浓肉汁、香菇、豆类等。注意患者有无使用药物后的并发症，如胃肠出血、腹泻等。急性发作时常有关节内积水，此时可用空针抽出关节液，一方面可减缓患部关节的肿胀疼痛，还可将抽出液体送检。

（三）间歇性痛风时期

（1）按时服药，而且定期追踪。此时期是使用降尿酸药物的适当时机。而在使用药物上如有任何疑问或不适，皆需告知医师。

（2）痛风患者因尿液偏酸性，容易发生尿路结石的现象，故如有血尿或一侧腰部短暂性剧烈疼痛时，应随时向主治医师报告。

（3）避免一些诱发痛风发作因素，如饮食不正常、饥饿、喝酒、压力、寒冷，或受伤、急剧减重等。

（4）维持理想体重，因肥胖也会使尿酸的产生增加。

（5）每天必须摄取足够的水分至少 2000 mL。

（6）适当的运动及放松心情、减缓压力，皆有助于患者。痛风过了急性期后，其关节仍可适度的活动，以避免不动造成肌肉萎缩、关节僵硬。

（7）患者一旦接受治疗后，在饮食上应采取均衡饮食，不偏食、勿暴饮暴食，在食物量上有所节制即可。避免摄取高嘌呤食物。

（四）痛风石性关节炎时期

1. 无伤口的痛风石关节炎

痛风石形成处的皮肤，易因衣服摩擦刺激造成发炎，因此需教导患者选择吸汗、柔软的衣物为佳。保持皮肤清洁及完整性，避免受伤，每天观察患部有无伤口。穿着柔软适当的鞋子，保护患部勿磨破皮而受感染。切记勿任意切开痛风石，因其伤口极难愈合，且易受感染（但已确定有感染时除外）。耐心服用降尿酸药物，其痛风石仍有机会消失。注意平日尿量，监测血中血尿素氮（BUN）的数值，以助早期发现是否有肾脏方面的并发症。对于已受破坏而变形的关节，因会影响活动度，造成日常生活上的不便，除了给予患者心理上的支持之外，也可由复健人员帮忙，利用一些固定物、活动夹板等，让关节有所支撑，以维持其基本活动力。痛风石如沉积在腕部，容易造成腕管症候群，而使手指麻木，此时需外科手术移除痛风石以减轻症状，或局部注射止痛剂来缓解症状。

2. 有伤口的痛风石关节炎

痛风石破裂所造成的伤口，常合并有细菌感染（最常见为金黄色葡萄球菌），偶会造成坏死性筋膜炎，其严重度不可忽视。一旦有伤口产生，切勿随便敷成药或中药粉，必须就医求治。伤口常有痛风石液体或结晶流出，换药时应尽量消毒干净。伤口换药时确实执行无菌技术。换药时注意观察伤口有无分泌物或恶臭，随时告知医师。如伤口合并有感染时，伤口需做细菌培养后，医师常给予抗生素治疗，而治疗期限则因病情而不同。有时因伤口感染恶化，需进一步接受清创术，更严重者发生肢体组织坏死，必要时需由骨科医师执行截肢手术，以确保生命。如伤口恢复情况良好，在医师同意下出院，需由家属在家继续为患者换药时，医护人员需仔细且正确教导家属执行无菌换药技术，因伤口需长时间照顾，此时家属应耐心配合，让患者缩短病程，早日康复。

（五）健康指导

1. 知识宣教

给患者和家属讲解疾病的有关知识，说明本病是一种终身性疾病，但是经积极有效的治疗，可维持正常的生活和工作。嘱其保持心情愉快，避免情绪紧张。肥胖者应减轻体重。防止受凉、受累、感染、外伤等。

2. 饮食指导

严格控制饮食，避免进食高蛋白和高嘌呤食物，忌饮酒，每天饮水至少2000 mL。

3. 适度的运动与保护关节

运动后疼痛超过 1~2 h，应停止此项运动。使用大肌群，能用肩部负荷者不用手提，能用手臂者不用手指。交替完成轻重不同的工作，不要长时间持续持重。经常改变姿势，保持关节舒适。

4. 自我观察病情

自我观察病情如平时用手触揽耳郭及手足关节处，检查是否产生痛风结石。定期复查，门诊随访。

第六章　儿科疾病的护理

第一节　新生儿黄疸的护理

新生儿黄疸是由于新生儿时期体内胆红素的累积，引起皮肤、巩膜或其他器官黄染的现象。病因复杂，可分为生理性黄疸和病理性黄疸。前者一般不需要治疗，而后者应积极寻找病因给予治疗，否则易导致胆红素脑病而引起严重后遗症或死亡。

一、临床表现

（一）生理性黄疸

大多数在新生儿出生 2~3 d 后出现，4~5 d 时最明显，程度比较轻，以巩膜、面、颈及躯干为主，很少出现在四肢，多于 7~10 d 后消失。婴儿一般情况好，精神好，吃奶好。

（二）病理性黄疸

一般出现早，生后 24 h 内即可出现，并且进展快、程度重，持续时间长，黄疸持续不退或退而复现。引起新生儿病理性黄疸的原因很多，主要分为非感染性和感染性两种。

1. 非感染性

新生儿溶血性黄疸、阻塞性黄疸，生后 2 周开始出现黄疸，并进行性加重，皮肤呈黄绿色。

2. 感染性

新生儿败血症时，由于细菌毒素的侵入加快红细胞破坏、损坏肝细胞所致。患儿除黄疸外，还伴有全身中毒症状。新生儿肝炎一般生后 2~3 周出现黄疸，并逐渐加重。

二、评估要点

（1）一般情况，监测生命体征是否异常，了解孕妇有无肝脏疾病、患儿有无感染病史，评估患儿及父母血型及家族遗传性疾病。

（2）专科情况，黄疸出现的时间、程度、进展的快慢，以及波及的范围。

（3）评估家长对疾病的病因、预后、护理知识的了解程度。

（4）实验室检查，及时检测和动态观察直接胆红素和间接胆红素。

三、护理诊断 / 问题

（1）潜在并发症有胆红素脑病、心力衰竭。

（2）与患儿家长缺乏黄疸护理知识有关。

四、护理措施

（一）密切观察病情

1. 观察皮肤颜色

防止胆红素脑病的发生发展。根据皮肤黄染的部位、范围和深度，估计血清胆红素增高的程度，判断其转归。当血清胆红素达到 85.5~119.7 μmol/L（5~7 mg/dL）时，在自然光线下，可观察到面部皮肤黄染，随着胆红素浓度的增高，黄疸程度加重，逐步由躯干向四肢发展，当血清胆红素达 307.8 μmol/L（18 mg/dL）时，躯干呈橘黄色而手足呈黄色，当手足转为橘黄色时，血清胆红素可高达 342 μmol/L（20 mg/dL）以上。此时，易发生胆红素脑病。

2. 观察生命体征

体温、脉搏、呼吸及有无出血倾向，观察患儿哭声、吸吮力、肌张力的变化，判断有无胆红素脑病发生。

3. 观察排泄情况

大小便的次数、量及性质，如有胎粪延迟排出，应给予灌肠处理。

（二）重视围生期护理

新生儿胆红素代谢紊乱由多种因素所致，非感染因素占首位，其次为感染因素，非感染因素中围生因素占有较高比例。所以，做好产前检查很重要，尽量预防早产和难产，做好产程观察，提高接生技术，积极处理宫内窘迫和新生儿窒息，防止或减轻胎儿及新生儿因缺氧使参与胆红素代谢的酶活性降低，导致未结合胆红素增高。对产程长、早破膜、羊水混浊、胎儿窘迫、产妇发热的新生儿，应用抗菌药物预防感染。

（三）预防感染的护理

出生时及时吸净鼻咽部、口腔的分泌物和黏液，每次喂奶后竖起新生儿轻拍背部，使其排出吸奶时吸入的空气，以免引起新生儿窒息及吸入性肺炎。勤换尿布，便后洗净臀部，预防臀部感染，根据气温变化增减包被，预防呼吸道感染。新生儿脐部有创面，稍有不慎就会发生脐炎，高胆红素血症是新生儿脐炎最常见的并发症。所以，应重视脐部护理，每天用75%乙醇擦洗脐部2~3次，保持脐部干燥，减少并发症的发生。一旦出现感染，应积极治疗。通过以上干预，减少或消除感染因素所致黄疸。

（四）促进乳汁分泌，保证营养供给

初乳可促进胎粪的排泄，因此，新生儿出生后应早接触、早吮吸，24 h母婴同室。每天吮吸不少于12次，频繁有效的哺乳可通过吸吮－结肠反射间接增加肠蠕动，促进新生儿消化吸收和排泄。人乳的分泌是由多种内分泌参与的复杂过程，产妇的情绪、休息、营养都会影响泌乳。保持病房安静清洁，保证母亲的休息与营养，促进乳汁分泌，教会母亲哺乳的技巧。即使充分有效的母乳喂养，70%以上的产妇分娩后0~24 h母乳的分泌不足5 mL，可见纯母乳喂养儿中，尤其在产后3 d内新生儿的水分和乳汁供应都存在相对不足的问题，尤其是摄入不足，热量摄入不足者高胆红素血症发生率高。因此，母乳喂养后，新生儿仍哭闹、寻乳、吸吮时说明母乳量不足。母乳量不能满足新生儿需要时，适当采用乳旁加奶增加新生儿的摄入量，可促进肠蠕动，使含有大量胆红素的胎粪排出加快，减轻黄疸。

（五）应用护理手段促进胎粪排泄

新生儿肠腔内胎便约含80~200 mg胆红素，这个含量相当于新生儿每日胆红素产生量的5~10倍，如胎便排出延迟，胆红素吸收增加，使血中未结合胆红素浓度增高。因此，早期应采取措施促进胎粪排出。

（1）出生后的新生儿，经过一般处理后，肛门温度计前端涂液状石蜡后插入肛门2 cm，3 min后取出，既能准确测量新生儿体温，又能起到检查肛门及刺激肛门和直肠促进排便的作用。对出生后12 h仍未接大便的新生儿应用生理盐水

2 mL 加开塞露 2 mL 灌肠，肛门管直径 0.5 cm，前端涂液状石蜡，插入 4~5 cm，通过肛管的刺激和开塞露的润滑作用，促进新生儿排便。

（2）新生儿游泳是近年来兴起的一项新生儿保健运动，由于新生儿游泳时手脚都在活动，实际上也是一项全身运动。通过游泳运动，新生儿摄奶量就会增加，肠蠕动增加，加速胎便排出，胎粪转黄时间明显提前，减少新生儿病理性黄疸的发生率及胆红素脑病的发生。新生儿游泳时注意保持室温 28 ℃，水温 36~37 ℃，检查游泳圈是否漏气，扣好保险扣，贴好防水护脐贴。游泳时间最好是喂奶后 1 h、新生儿醒时进行，保证安全，一对一服务。游泳后测量体温并做好记录。

（3）抚触可增加迷走神经兴奋，促进胃泌素和胰岛素分泌，增加食物的吸收能力，奶量摄入增加，刺激肠蠕动，增加日排便次数和排便量，减少胆红素肝肠循环，从而降低胆红素的指数。抚触时室温为 28~30 ℃，播放优美音乐，抚触最好是两次喂奶之间、淋浴后及新生儿醒时进行，抚触方法参照强生婴儿抚触手册标准进行，每天两次，动作轻柔，注意安全。抚摸过程中注意观察新生儿反应，如哭闹、呕吐、肤色改变时，暂停抚触，抚触后注意保暖。

（六）口服西药的护理

新生儿黄疸时，常用一些口服西药来预防和治疗黄疸，如金双歧等，喂药前注意三查七对，口服金双歧时用 30~40 ℃温开水溶解，水温过高会杀灭药中活菌，于吃奶后 30 min 喂服，喂药时抱起新生儿，抬高头部，减少反流和误吸。金双歧含有双歧杆菌、保加利亚乳酸杆菌、嗜热链球菌，口服后种植于新生儿肠道内，有利肠道正常菌群的生长，可使结合胆红素还原成尿胆原、粪胆原，随大便排出体外。

（七）中药治疗黄疸的护理

运用中医药治疗新生儿黄疸，部分患儿经早期干预治疗后不需住院，减轻了家庭负担。常用中药治疗新生儿黄疸方法有口服退黄散。中药服用方法是中医学重要的内容之一，也是影响疗效不可忽视的环节。口服退黄散时应重视中药服法，退黄散宜每日一剂，浓煎成 40 mL 药液，分多次服用，宜喂奶前温服，6 d 为 1 个疗程，服药后注意观察排便次数和颜色，大便次数多并出现水样便时，应减少剂量或暂缓服用。

（八）光疗的护理

蓝光治疗是目前治疗新生儿高胆红素血症的一种简单易行且安全有效的方法。光照的原理是未结合胆红素在光的作用下，由脂溶性变成水溶性，然后经肠道或尿道排出。光源有蓝光、白光、绿光，方法有单面光疗、双面光疗、毯式光纤黄疸治疗法，以间接胆红素升高为主的高胆红素血症普遍采用蓝光疗法。光疗前做好家属的教育工作及心理护理。使家属真正理解光疗的目的、方法、效果，从而取得他们的积极配合。蓝光治疗室内配有空调，保持室温 24~26 ℃、湿度 55%~65%。蓝光箱消毒后接上电源，调节箱温 28~32 ℃光疗前洗澡，清洁皮肤，勿扑粉或涂油，以免影响疗效。用黑棉布遮挡生殖器和眼睛，以免损伤生殖器和眼睛，用小纱布或棉质小手套包好小手，以免抓伤皮肤和抓脱输液针头或眼罩，注意观察有无发热、腹泻等常见不良反应，每 2 h 测体温、脉搏、呼吸一次，若体温 38.5 ℃以上者，应暂停光疗。勤洗尿布，做好臀部的护理，及时擦干汗液，保持皮肤干燥。由于不显性失水和腹泻，光疗时应在按需喂养的基础上两餐之间加喂水或静脉补液。喂奶后取右侧卧位，以减少溢乳、呛咳和窒息的发生。新生儿在开始光疗时由于裸露在光疗箱内，缺乏安全感，往往哭闹不安，刚入箱时首先采用俯卧位，使新生儿腹部和四肢紧贴在温暖的有机玻璃上，如同母亲温暖的怀抱，使新生儿有安全感而减少哭闹，经一段时间适应后再改为仰卧位或侧卧位。在蓝光治疗过程中，新生儿哭闹时施以抚触，既可保证治疗的顺利进行，又能满足患儿被爱的需要。蓝光治疗结束后，双眼除去黑布后应消毒小纱布覆盖 3~5 min，帮助眼睛适应光线；用皮胆仪测量新生儿皮胆并做好记录，检查全身皮肤有无损伤，洗澡后注意保暖。

五、应急措施

患儿如出现拒食、嗜睡及吸吮无力、精神萎靡、呕吐、肌张力减低等胆红素脑病的早期表现，要立即通知医生做好抢救或换血准备。

六、健康教育

（1）做好产前检查及孕妇预防性服药，生后尽早喂奶，可诱导建立正常的肠道菌群，刺激肠蠕动以利于排便，减少胆红素的肝肠循环。

（2）向家长解释病情、治疗效果、光疗时可能出现的情况及预后，以取得家长合作。

（3）母亲哺乳期特别注意不能吃蚕豆及其制品，也不能服用具有氧化作用的药物（如磺胺药、阿司匹林等），以防急性溶血的再次发生。

（4）对可能留有后遗症的患儿，指导家长早期开始进行功能锻炼。

第二节　新生儿肺炎的护理

新生儿肺炎常见病因有吸入性和感染性两大类。因羊水、胎粪、乳汁等吸入引起的为吸入性肺炎，其中以胎粪吸入性肺炎最为严重。吸入性肺炎可引起呼吸衰竭、肺不张、肺气肿及缺血缺氧性脑病等。治疗原则为尽快清除吸入物，给氧、保暖，纠正酸中毒，应用抗生素，适当限制入液量及对症处理。由细菌、病毒、衣原体感染引起的为感染性肺炎，可发生在宫内、出生时及出生后。宫内感染发病早，产后感染发病较晚，出生后感染多因密切接触了呼吸道感染者引起。

一、临床表现

（一）宫内感染引起肺炎

潜伏期短，生后 12~24 h 出现症状，表现为在复苏或出生后出现呼吸困难伴发绀、呻吟、呛咳等。常无咳嗽等呼吸道症状，反应差，少哭，面色及全身皮肤发绀或苍白，时有呼吸暂停。有窒息史者多于复苏后即出现症状。可出现体温不稳、黄疸加重、中毒性脑病、中毒性肠麻痹、心力衰竭、休克等。

（二）产时及产后感染引起肺炎

潜伏期 3~5 d，主要表现为呼吸浅促，鼻翼翕动，口吐白沫，点头呼吸，不吃奶，厌食，呛奶，发绀或苍白，出现三凹征，呼吸节律不整，呼吸暂停，严重者呼吸衰竭。足月儿常发热，也可体温正常，早产儿多体温不升。不同病原体引起肺炎各有特点。

（三）吸入性肺炎

在喂养过程中时有窒息或发绀发作。

二、评估要点

（一）一般情况

询问患儿出生时有无吸入污染的羊水，喂养时有无乳汁吸入，有无断脐不洁史，有无接触上呼吸道感染的患者等。了解家长对疾病的病因及防护知识的认知程度。

（二）专科情况

了解呼吸困难出现的时间，呼吸的次数、节律，呼吸音的强弱，有无呼吸暂停及暂停的次数，是否伴有呻吟，呼吸道分泌物的性质，体温、精神反映情况，面部、四肢、全身皮肤的颜色。

（三）实验室及其他检查

有无胸部 X 线纹理增粗或肺部片状阴影，外周血白细胞增高及病原学检查异常。

三、护理诊断 / 问题

（1）清理呼吸道无效与呼吸道分泌物增多咳嗽无力有关。

（2）气体交换受损与肺部炎症有关。

（3）有窒息的危险与呛咳，吸入羊水、奶汁有关。

（4）有心输出量减少的危险与肺功能不全有关。

四、护理措施

（一）加强新生儿的保护，防止交叉感染

室内温度在 22~24 ℃，相对湿度为 55%~65%。限制家属探视，保持室内空气新鲜，每日空气消毒四次，桌面、物体表面每日用“84”液擦洗两次，地面每日用“84”消毒液清扫四次。工作人员接触患儿前后严格洗手，各种操作均应严格执行无菌操作，保持新生儿用具、衣服等清洁。当工作人员患有感染性疾病时，不能接触新生儿。

（二）维持正常体温，保证热量供给

对于体温不升的患儿或早产儿，应放在开放暖箱或闭式暖箱中保暖。暖箱温度根据患儿体重和日龄调节，使患儿皮肤温度保持在 36.5 ℃左右。新生儿患病

期间进食少，易呛奶，喂奶由经过培训的护工执行，患者物品专人专用，每日消毒，病情轻者可少量多次喂奶，但不易过饱，防止呕吐和吸入，呛奶严重者改用稠奶，喂奶后托起患儿协助排气，取头高，右侧卧位，防止溢乳；喂奶后 30min 密切观察患儿病情变化。重症患儿可鼻饲，并根据不同日龄、体重、对液量的具体要求进行静脉补液。不能进食者还应补充氨基酸和脂肪乳，以保证热量和水分的正常吸收。

（三）保持呼吸道通畅

1. 翻身和体位引流

根据重力作用的原理，通过改变体位的方法促进肺部分泌物从小支气管向大支气管方向引流，分泌物多时根据病情 2~4 h 翻身 1 次，可防止肺萎缩及肺不张，保证支气管排痰通畅。

2. 超声波雾化吸入

每天对新生儿肺炎患儿行超声波雾化吸入 1 次 /4 h，每次 15~20 min，在雾化液中加入干扰素、糜蛋白酶及地塞米松，使药液随吸气吸入到较深的终末支气管，对消炎、止咳化痰、湿润气道有较好的效果，并可解除支气管痉挛、改善通气功能、有利于痰液吸出，起到较好的治疗作用。

3. 胸部叩击

通过产生有节律的叩打，对呼吸道 – 肺部的直接震动，使附着管壁的痰液松动脱落。叩击动作要轻快，叩击时常用软的面罩或护理人员的手指手掌，手指手掌紧贴患儿胸壁，手指方向与肋间平行，用软的面罩边缘接触胸壁，以免漏气。在新生儿呼气时用腕部的力量轻叩肺部，叩击部位在前胸、腋下、肩胛间和肩胛下左右共 8 个部位，叩击速度为 100~120 次 /min，每次叩击提起 2.5~5.0 cm，每次叩击 1~2 min，每个部位反复 6~7 次，总共时间不超过 10 min，叩击时注意观察患儿的呼吸、心率、皮肤及口唇是否发绀，胃管喂养后 30 min 内不能进行此操作。在喂养或吸痰前 30~45 min 改变体位后再叩击，叩击前可适当提高氧浓度 10%~15%，对于用呼吸机的危重患儿及肺出血、体重低于 1.0 kg 的早产儿不能进行此操作。

4. 吸痰的护理

痰多患儿或根据医嘱每次体位引流、拍背、超声波雾化吸入后给予吸痰。吸痰时注意无菌操作，先吸引口腔内分泌物再吸引鼻腔内分泌物，以免患儿在喘息和哭叫时将分泌物吸入肺部。吸痰的压力为 100 mmHg（1 mmHg=133 Pa），每次吸痰时间不超过 15s，若吸痰后出现发绀可加大氧流量 10%~15%，吸痰时要注意观察分泌物的量、黏稠度以及颜色、面色及吸痰前后呼吸音的变化。

5. 吸氧

中、重度缺氧患儿经皮进行血氧饱和度监测。中度缺氧采用鼻导管吸氧，氧流量 0.3~0.5 L/min；或口罩给氧 1~1.5 L/min，重度缺氧者可用头罩给氧，氧流量 5~8 L/min，氧浓度以维持血氧饱和度在 90% 左右即可。如无效应改用呼吸机给氧。

（四）病情观察及输液

新生儿病情变化快，患病时各种反应能力较低。因此，应密切观察患儿的一般情况、生命体征变化、吃奶情况、有无呛咳及发绀等，发现问题应及时处理，并做好各项护理记录。输液时严格掌握静脉输液量及速度，一般选用注射器输液泵调节静脉输液速度，每分钟以 4~6 滴为宜，以免静脉输液速度过快加重心脏负担引起肺水肿或心衰。

（五）基础护理

每日为新生儿洗澡，观察皮肤是否红润、干燥，有无脓疮或黄疸。洗澡后更换清洁、柔软的衣服。勤换尿布，排便后用温水洗臀部，涂鱼肝油软膏，避免尿、便刺激，防止臀红。新生儿眼睛要保持清洁，每日用生理盐水棉球擦拭。新生儿口腔每日用生理棉球清洁，若有散在或线状白点，要警惕鹅口疮的发生，经常用苏打水擦拭或涂制霉菌素。采用传统常规护理方法，喂奶及生活护理主要由患儿家长承担。

五、应急措施

（1）患儿如突然发生呼吸困难、发绀加重，立即报告医生警惕发生脓气胸。

（2）患儿吃奶时一旦发生乳汁吸入，立即停止喂奶，将患儿置于侧卧位轻拍其背部，使吸入物排出，必要时及时用吸痰器吸出奶汁。

（3）如患儿出现烦躁不安、心率加快、呼吸急促、肝脏在短时间内迅速增大时，提示可能合并心力衰竭，应立即通知医生，按医嘱给予强心、利尿剂，保证氧的供给。

六、健康教育

（1）定期做产前检查，孕妇有感染性疾病要早做治疗。

（2）新生儿抵抗能力及对外界环境适应能力差，要保持房间适宜的温度和湿度，室温 23~25 ℃，湿度 50% 左右为宜。早产儿或体温不升者应有保温措施，使新生儿皮肤温度达 36.5 ℃。经常开窗通风换气，避免与有上呼吸道感染或其他传染病的人接触。当母亲患有上呼吸道感染，接触孩子或哺乳时应戴口罩。每次哺乳时应将孩子抱起，以正确姿势进行喂养。喂奶时以少量多次为宜，以免发生呕吐和误吸。

（3）向家长讲述疾病的有关知识和护理要点，如出现拒食、呼吸急促、流涕、咳嗽或面色改变应尽早就诊，以免耽误治疗，加重病情。

第三节　新生儿破伤风的护理

新生儿破伤风是由破伤风杆菌从脐部侵入而引起的一种急性严重感染性疾病。临床上以全身骨骼肌强直性痉挛、牙关紧闭为特征，一般在出生 4~7d 出现抽搐症状，故有“脐风”“七日风”“锁口风”之称。由于无菌接生法的推广，其发病率已大大下降，但在偏远的山区及私自接生者仍不罕见。

一、临床表现

（1）潜伏期大多 3~8 d，也可为 2~21 d。潜伏期越短，病情越重，病死率越高。

（2）早期症状是牙关紧闭、吸乳困难、烦躁不安，继之出现肌肉痉挛及强直，包括咀嚼肌、腹肌及脊柱竖直肌。由于牙关紧闭、面肌痉挛而出现苦笑面容，颈强直、吞咽困难、腰肌强直性收缩造成角弓反张，上肢屈曲、内收，双拳紧握。由于喉肌、呼吸肌痉挛可导致窒息和发绀，甚至死亡。

（3）患儿神志清醒，早期多不发热，以后可因全身肌肉强烈痉挛或继发感染而致体温升高。经及时处理能度过痉挛期者，其发作逐渐减少、减轻，2~3 个月恢复正常，不留后遗症。

二、评估要点

（一）一般情况

了解患儿出生断脐时，是否曾用了未消毒或消毒不彻底的剪刀、线绳，接生者的手或包盖脐残端的棉花纱布是否严格消毒。

（二）专科情况

观察患儿有无抽搐的表现，特别是轻微刺激后抽搐明显；有无本病特有的抽搐表现，即牙关紧闭，苦笑面容，上肢屈曲、内收，双拳紧握，角弓反张。

（三）评估家长认知

评估家长对本病病因、护理、预后知识的认知程度。

三、护理诊断 / 问题

（1）有窒息的危险与喉肌、呼吸肌痉挛和气道分泌物增多有关。

（2）有受伤的危险与反复抽搐有关。

（3）营养低于机体需要量与抽搐增加消耗及面肌痉挛、张口困难、吞咽困难有关。

（4）家长焦虑与患儿病情危重有关。

四、护理措施

入院后采用抗生素、镇静剂、破伤风抗毒素（tetanus antitoxin，TAT）等综合治疗，同时再给予细致、周密的护理。

（一）呼吸道护理

新生儿破伤风儿由于自身的抵抗力低下，很容易出现肺部感染，还有可能会导致患儿抽搐甚至呼吸暂停，对于生命造成危害。新生儿破伤风患者均合并肺部感染，除了对患儿进行常规抗生素治疗外，患儿取侧卧位，对其口腔分泌物用棉球来吸净，吸痰管口径型号应该在 6~8 F 为宜。为了避免对呼吸道黏膜造成损伤，医护人员的动作要轻柔，还可以超声雾化吸入来稀释痰液。对于频繁抽搐或呼吸紧促的患儿应该及时头罩给氧，氧流量 5~8 L/min。患儿中由于呼吸肌、喉肌痉挛而造成呼吸暂停，应该对患儿的面色、呼吸、抽搐情况等进行密切观察，若患儿出现呼吸暂停，要及时给予患儿进行托背式胸外心脏按压、加压吸氧、吸痰等措施。在必要时，还应该进行气管切开术或气管插管术。

（二）营养护理

新生儿破伤风患儿由于吞咽困难、吸吮困难、牙关紧咬、痉挛发作，应给予静脉滴注血浆、氨基酸等进行营养补充，停止哺乳。为了提高气管插管的成功率，避免出现抽搐，插管前应使用镇静剂。灌注乳量速度要慢、从少到多，这样能够避免患儿由于胃痉挛而出现窒息、呕吐的情况。值得注意的是，患儿抽搐发作时切忌鼻饲。

（三）控制抽搐和感染

按医嘱对患儿使用镇静剂，地西泮、苯巴比妥、盐酸异丙嗪、氯丙嗪都是常用药物，避免肌内注射，多采用交替静脉注射，注射频率控制，6~8h 一次。要注意合理控制药量，药量过小，达不到治疗效果；药量过大，又很容易引起患儿出现呼吸抑制，若发现患儿出现心率缓慢、呼吸变浅变慢、牙关松弛、面色苍白等情况时,应在第一时间向医生报告处理。在适当时,还应进行血浆药物浓度检测。

（四）环境安排与行为护理

新生儿破伤风患儿应安置在光线暗的单人房,尽量避免光线刺激及声音刺激，要保持室内环境的湿度、温度处于适宜的状态，不可在室内喧哗，操作、治疗、注射尽量在用镇静剂后一次完成，宜轻柔、迅速、集中，这样也能够避免出现抽搐的情况。要注意避免出现交叉感染的现象，多做消毒隔离工作，还要多准备呼吸囊、吸痰器等急救物品。焚烧掉接触过患儿伤口的棉球及敷料等。

（五）脐部护理

脐部是新生儿破伤风患儿的感染病灶，要尽量改变无氧环境，多用氧化剂清洗，尽量避免破伤风杆菌繁殖。

五、应急措施

（1）出现强直性抽搐不能自行缓解时，及时通知医生，静推镇静止抽搐药物。

（2）出现呼吸暂停，立即给予人工呼吸，加大氧流量吸氧。

六、健康教育

（1）分娩时要选择医疗卫生条件较好的医疗单位，如在家中急产，脐带未适当处理时，应该将婴儿送到医院或卫生所进行重新处理。在条件差的地方，应将剪刀煮沸 1 h 后才能应用。结扎的脐带残端应用碘酒、乙醇消毒。脐带用消毒的纱布覆盖和包扎，必要时注射破伤风抗毒素。

（2）向患儿家长讲授有关育儿知识，指导家长做好脐部护理。

（3）患儿出院时向家长详细交代喂养方法、肢体按摩法，促进功能恢复，避免后遗症。

第四节 新生儿出血症的护理

新生儿出血症又称新生儿自然出血症，是由于缺乏维生素 K 依赖因子所致。

一、临床表现

（1）多于生后第 2 d 或第 3 d 发病，最迟可于生后第 6 d 发病（早产儿可迟至 2 周）。多为母乳喂养。

（2）常见脐残端渗血、胃肠道出血（呕血或便血）、穿刺部位长时间渗血、皮肤出血（以受压处最多见，如足跟、枕、低尾骨部受压处呈大片淤斑，甚至发展成血肿），偶可见鼻出血、肺出血、尿血、阴道出血等，一般为持续不断的渗血，个别发生消化道或脐残端大量出血甚至导致休克。颅内出血多见于早产儿，可致命或后遗脑积水。

二、评估要点

（1）一般情况：询问孕妇健康史，产前有无应用抗凝药（双香豆素）、抗癫痫药（苯妥英钠、苯巴比妥）及抗结核药（利福平、异烟肼）等；患儿是否母乳喂养及维生素 K 的使用情况，了解患儿有无肝胆疾病、感染及缺氧病史。

（2）专科情况：观察患儿出血的量及其部位以及生命体征变化。

（3）实验室和其他检查：脑 CT 有无颅内出血，血化验凝血功能是否异常。

三、护理诊断 / 问题

（1）潜在并发症：脑疝与颅内出血致颅压增高有关。

（2）有感染的可能：与机体抵抗力降低有关。

（3）营养失调：与消化道出血，禁食，摄入不足有关。

（4）家长焦虑：与缺乏疾病知识及护理知识有关。

四、护理措施

（1）密切观察病情变化，观察出血的部位及有无新的出血倾向。记录生命体征和出血量，如患儿面色苍白、出血量明显增多，立即报告医生处理。按医嘱应用维生素 K 治疗，输鲜血或血浆，输液。

（2）注意脐部的护理，消毒纱布覆盖，绷带加压包扎。胃出血者生理盐水洗胃后再注入止血药保留，根据情况可间隔 6~8 h 重复胃管内注止血药；有消化道出血者，按医嘱禁食，禁忌洗胃。禁食期间做好口腔护理，每日 2~4 次用生理盐水棉签涂擦口腔黏膜，注意动作要轻柔，勿损伤黏膜。消化道活动性出血停止后开始试喂奶，避免长时间禁食。

（3）每 2 h 翻身 1 次，避免局部皮肤长期受压，各项操作动作轻柔。尽量使用静脉留置针，减少穿刺，避免不必要的手术或穿刺。必须穿刺或注射时，局部应加压止血 5 min 以上并观察有无继续出血。

（4）加强保护性隔离，避免继发感染。

五、应急措施

（1）患儿出现突然意识丧失、瞳孔变化等颅内大量出血征象时，立即快速静点 20% 甘露醇等高渗降颅内压药物，协助进行必要的诊断性检查以明确病变的性质及部位，做好急诊手术准备。

（2）患儿因消化道出血出现窒息征象时，立即使患儿侧卧，头偏向一侧，用吸痰管吸出口、咽喉、鼻部血液及呕吐物，并给予吸氧，保持呼吸道通畅。必要时协助医生行气管插管或气管切开。

六、健康教育

（1）做好围生期保健，产妇分娩日可口服维生素 K 片剂。母乳喂养者，指导哺乳母亲多进食含维生素 K 丰富的食物。新生儿于生后每日 1 次肌注维生素 K，1~2 mg，连用 3 d；乳母每次服维生素 K_2，一粒，每周 2 次。

（2）新生儿出生后，注意观察有无出血现象，若有轻度少量出血，如脐部渗血时可重新换纱布包扎压迫止血，如果消化道出血量多以及其他部位严重出血，及时送医院治疗。

（3）向家长解释患儿的病情及治疗情况，以取得理解与配合，同时介绍相关的医学知识。

（4）有颅内出血的患儿，指导家长出院后注意患儿的眼神，定期测量头围，按期复诊。

第五节 小儿蛋白质 - 能量营养不良的护理

一、概述

蛋白质 - 能量营养不良（protein-energy malnutrition，PEM）是指因缺乏能量和（或）蛋白质引起的一种营养缺乏症，多见于 3 岁以下的婴幼儿。主要表现为体重减轻，皮下脂肪减少和皮下水肿，常伴有各个器官不同程度的功能紊乱。临床上常见 3 种类型：以能量供应不足为主的消瘦型；以蛋白质供应不足为主的水肿型；介于两者之间的消瘦 - 水肿型。

（一）发病原因

1. 长期摄入不足

喂养不当是导致婴儿营养不良的主要原因，如母乳不足而未及时添加其他乳品；突然停奶而未及时添加辅食；奶粉配制过稀；长期以粥、米粉、奶糕等淀粉类食品喂养等。较大小儿的营养不良多为婴儿期营养不良的继续，或因为不良的饮食习惯，如偏食、挑食、吃零食过多、早餐过于简单或不吃早餐等引起。

2. 消化吸收障碍

消化系统解剖或功能的异常，如唇裂、腭裂、幽门梗阻、迁延性腹泻、过敏性肠炎、肠吸收不良综合征等，均可影响食物的消化和吸收。

3. 需要量增多

急、慢性传染病（如麻疹、伤寒、肝炎、结核）的恢复期，双胎早产、生长发育快速时期，均可因需要量增多而造成相对不足。

4. 消耗量过大

糖尿病、大量蛋白尿、发热性疾病、甲状腺功能亢进、恶性肿瘤等，均可使蛋白质消耗或丢失增多。

（二）临床表现

PEM 患儿最早出现的症状是体重不增，随后患儿体重下降。皮下脂肪逐渐减少以至消失。皮下脂肪的消耗首先是累及腹部，其次为躯干、臀部、四肢，最后是面颊。因皮下脂肪减少首先发生于腹部，故腹部皮下脂肪层厚度是判断营养不良程度的重要指标之一。随着病程的进展，营养不良程度由轻变重，各种临床症状也逐步加重。起初仅表现为体重减轻、皮下脂肪变薄、皮肤干燥，但身高（长）无影响，精神状态正常；继而患儿体重和皮下脂肪进一步减少，身高（长）停止增长，皮肤干燥、苍白，肌肉松弛；病情进一步加剧时体重明显减轻，皮下脂肪消失，皮肤苍白、干燥无弹性，额部出现皱纹如老人状，肌肉萎缩呈皮包骨样，身高（长）明显低于同龄人，精神萎靡、反应差，或抑郁与烦躁交替出现，食欲缺乏，腹泻和便秘交替，体温偏低，脉细无力。部分患儿血浆白蛋白明显降低而出现水肿。重度营养不良可有重要脏器功能损害，如心脏功能下降。

营养不良患儿易出现各种并发症，最常见的并发症为营养性贫血，主要与铁、叶酸、维生素 B_2、蛋白质等造血原料缺乏有关；营养不良可有多种维生素和微量元素缺乏，常见者为维生素 A 缺乏和锌缺乏。由于免疫功能低下，易患各种感染，如上呼吸道感染、支气管肺炎、鹅口疮、结核病、中耳炎、尿路感染等，特别是婴儿腹泻，可迁延不愈，加重营养不良，形成恶性循环；营养不良还可并发自发性低血糖，若不及时诊治，可致死亡。

（三）临床分型

根据患儿体重及身高（长）减少情况，营养不良的分型如下。

1. 体重低下型

患儿体重低于同龄、同性别参照人群值的均数减 2 个标准差。体重介于均数减 2 个与 3 个标准差之间为中度，低于均数 3 个标准差为重度。此项指标主要反映患儿有慢性或急性营养不良，但单凭此项指标不能区别急性还是慢性营养不良。

2. 生长迟缓型

患儿身高（长）低于同龄、同性别参照人群值的均数减 2 个标准差。身高（长）

介于均数 2 个与 3 个标准差之间为中度；低于均数减 3 个标准差为重度。此项指标主要反映过去或长期慢性营养不良。

3. 消瘦型

患儿体重低于同性别、同身高（长）参照人群值的均数减 2 个标准差。体重介于 2 个与 3 个标准差之间为中度；低于均数减 3 个标准差为重度。此项指标主要反映小儿近期、急性营养不良。

（四）治疗

治疗要点：尽早发现、早期治疗，采取综合性治疗措施，包括调整饮食以及补充营养物质；去除病因，治疗原发病；控制继发感染；促进消化和改善代谢功能；治疗并发症。蛋白质－能量营养不良的治疗分急救期和恢复期两个阶段。

1. 急救期治疗

（1）营养治疗原则：蛋白质和能量供给应高于正常需要量。开始供给蛋白质 1 g/kg・d，能量为 336~420 kJ/kg・d，以后逐渐增加，直到 3~4 g/kg・d，能量 504~672 kJ/kg・d。补充液体，特别在脱水和高热时，应补充液体以维持尿的正常排出。无机盐的补充应以低钠、足量的钾 6~8 mmol/kg・d 和镁 12~24 h 肌内注射 1mL50% 硫酸镁，调整电解质及酸碱平衡。补充足够的多种维生素，尤其应注意维生素 A 和维生素 C 的供给。饮食应从少量开始，待适应后逐步增加，以少量多餐为宜。根据患者的具体情况可采用流质、半流质、软饭，最好经口供给，必要时采取胃肠道外营养治疗。

（2）控制感染：蛋白质－能量营养不良时，极易并发各种感染，应根据不同的感染选用抗菌药物。

（3）抗心衰治疗：水肿型营养不良常伴有心力衰竭，可用利尿药、氧气吸入、抗心衰治疗及其他支持疗法。

2. 恢复期治疗

恢复期主要是营养治疗，给予合理而营养全面的膳食，以满足机体康复期的需要，辅以中医食疗，同时宜适当锻炼，增强心肺功能及免疫能力。

二、护理措施

（一）饮食管理

PEM 患儿因长期摄入过少，消化道只适应低营养的摄入，过快增加摄入量易出现消化不良、腹泻，应根据营养不良程度、消化吸收能力和病情，逐渐增加饮食，不可急于求成。其饮食调整的原则是由少到多、由稀到稠、循序渐进，逐渐增加饮食，直至恢复正常。

1. 能力的供给

对于轻度营养不良患儿，开始每日可供给能量 250~330 kJ/kg（60~80 kcal/kg），以后逐渐递增。当能量供给达每日 585 kJ/kg（140 kcal/kg）时，体重一般可获满意增长。待体重接近正常后，恢复供给小儿正常需要量。对于中、重度营养不良小儿，能量供给从每日 165~230 kJ/kg（45~55 kcal/kg）开始，逐步少量增加，若消化吸收能力较好，可逐渐增加到每日 500~727 kJ/kg（120~170 kcal/kg），并按实际体重计算所需能量。待体重恢复，体重与身高（长）比例接近正常后，恢复供给正常生理需要量。

2. 蛋白质的供给

蛋白质摄入量从每日 1.5~2.0 g/kg 开始，逐步增加到每日 3.0~4.5 g/kg，如过早给予高蛋白质食物，可引起腹胀、肝大。食品除乳制品外，可给予豆浆、蛋类、肝泥、肉末、鱼粉等高蛋白食物，有条件者可给酪蛋白水解物、氨基酸混合液或要素饮食。

3. 维生素及矿物质的补充

食物中应含有丰富的维生素及矿物质，一般采用每日给予蔬菜及水果的方式，应从少量开始，逐渐增加，以免引起腹泻。

4. 鼓励母乳喂养

无母乳或母乳不足者，可给予稀释牛奶，少量多次喂哺，若消化吸收好，逐渐增加牛奶量及浓度。待患儿食欲及消化功能恢复后，再添加适合小儿月龄的高能量、高蛋白食物。

5. 鼻胃管喂养的应用

对于食欲很差、吞咽困难、吸吮力弱者可用鼻饲管喂养。病情严重或完全不能进食者，遵医嘱使用葡萄糖、氨基酸、脂肪乳剂等静脉输注。低蛋白水肿者可静脉滴注白蛋白。

6. 建立良好的饮食习惯

帮助患儿建立良好的饮食习惯，纠正偏食、挑食、吃零食的不良习惯，小学生早餐要吃饱，午餐应保证供给足够的能量和蛋白质。

（二）促进消化、改进食欲

遵医嘱给予各种消化酶（胃蛋白酶、胰酶等）和 B 族维生素口服，以助消化；给予蛋白同化类固醇制剂如苯丙酸诺龙肌注，以促进蛋白质的合成和增进食欲；胰岛素每日一次皮下注射 2~3 个单位，注射前先服葡萄糖 20~30 g，每 1~2 周为 1 个疗程，可降低血糖，增加饥饿感，提高食欲；给予锌制剂，每日口服元素锌 0.5~1.0 mg/kg 可提高味觉敏感度、增加食欲。

（三）皮肤护理

保持皮肤清洁、干燥，防止皮肤破损；做好口腔护理，保持生活环境舒适卫生，注意做好保护性隔离，防止交叉感染。

（四）观察病情

密切观察患儿尤其是重度营养不良患儿的病情变化。观察有无低血糖、维生素 A 缺乏、酸中毒等临床表现，发现病情变化应及时报告，并做好急症抢救准备。治疗及护理开始后应每日记录进食情况，定期测量体重、身高及皮下脂肪的厚度，以判断治疗效果。

（五）提供舒适的环境，促进生长发育

提供舒适的环境，合理安排生活，减少不良刺激，保证患儿精神愉快和有充足的睡眠。对住院治疗的患儿，鼓励父母陪伴。及时纠正先天畸形，进行适当的户外活动和体格锻炼，促进新陈代谢，利于生长发育。

（六）健康教育

向患儿家长解释导致营养不良的原因，介绍科学育儿的知识，指导母乳喂养、混合喂养和人工喂养的具体执行方法，纠正小儿的不良饮食习惯。合理安排生活作息制度，坚持户外活动，保证充足睡眠。预防感染，做好消毒隔离，按时进行预防接种。先天畸形患儿应及时手术治疗。做好生长发育监测。

第六节　维生素 D 缺乏性佝偻病的护理

一、概述

维生素 D 缺乏性佝偻病，是由于体内维生素 D 缺乏所致的一种慢性营养缺乏病，其特征是正在生长的骨骺端软骨板不能正常钙化及造成骨骼的病变。本病多见于婴幼儿，是我国儿童保健重点防治的“四病”之一。我国北方患病率高于南方。

（一）病因

1. 日照不足

日照不足使人体内源性维生素 D，形成减少。日光中紫外线照射可使皮肤中的 7- 脱氢胆固化醇转化为维生素 D，转化的量则与到达皮肤的紫外线的强度、照射的时间以及皮肤暴露的面积相关。

2. 喂养不当

不及时补充维生素 D 制品（如人乳、牛乳、蛋黄、动物肝脏等），使维生素 D 摄入不足，食物中钙、磷含量过少或比例不当，如淀粉类食物含钙量甚少，牛奶中含钙量虽高，但比例不当，吸收率较人乳低，也会影响骨骼的正常生长。因此，膳食结构不合理而致钙摄取不足及吸收障碍。

3. 需要量增加

婴幼儿生长发育快，代谢旺盛，所需维生素 D 和钙相对较多，尤其是早产儿体内钙磷储量较少，易患佝偻病。

4. 其他疾病的影响

由于疾病消耗（如麻疹、结核病后），食物补充不及时也易引起佝偻病。

（二）临床表现

1. 临床分期

依据年龄、病史、症状、体征、X 线及血生化检查等综合资料，可分为活动期（初期、激期）、恢复期和后遗症。

（1）初期：多自3个月左右开始发病。早期常有非特异性的神经精神症状，如夜惊、多汗、烦躁不安等，枕秃也较常见。同时可有轻度的骨骼改变。X线片可无异常或见临时钙化带模糊变薄、干骺端稍增宽。血生化改变轻微，血钙、血磷正常或稍低，碱性磷酸酶正常或稍高。

（2）激期：常见于3个月至2岁的小儿，有明显的夜惊、多汗、烦躁不安等症状。同时可有中度的骨骼改变体征。X线片可见临时钙化带模糊消失，干骺端增宽，边缘不整呈云絮状、毛刷状或杯口状，骨骺软骨加宽。血钙血磷均降低，碱性磷酸酶增高。

（3）恢复期：活动期经晒太阳或维生素D治疗后，症状逐渐好转而至消失，体征逐渐减轻、恢复。X线片可见临时钙化带重现、增宽、密度加厚，血钙、血磷、碱性磷酸酶恢复正常。

（4）后遗症：多见于3岁以后的小儿，经治疗或自然恢复，症状消失，骨骼改变不再进展，X线及血生化检查正常，仅留有不同程度的骨骼畸形。

2. 临床分度

依据骨骼改变体征的程度可分为以下三度。

（1）轻度可见颅骨软化、囟门增大、轻度方颅、肋骨串珠、肋膈沟（哈里森沟）等改变。

（2）中度可见典型的肋骨串珠、手镯征、肋膈沟，轻度或中度的鸡胸、漏斗胸、“O”或“X”形腿，也可有囟门晚闭，出牙迟缓等明显的改变。

（3）重度可见明显的肋膈沟、鸡胸、漏斗胸、脊柱畸形、“O”或“X”形腿，病理性骨折等严重改变。

（三）鉴别诊断

1. 维生素D依赖性佝偻病

系隐性遗传性疾病，可在1岁内发病，有严重佝偻病症状，生长发育迟滞，牙釉质发育差，血钙磷均低，碱性磷酸酶增高，并伴有氨基酸尿症。病儿需终身服用大剂量维生素D。尤以补充1,25-羟维生素D_3为最佳。

2. 低血磷性抗维生素D佝偻病

为遗传性疾病，尚可见散发患者。因肾脏重吸收磷及肠道吸收磷发生障碍，致使血磷下降，尿磷高而血钙正常。多有家族史而无维生素D缺乏病史，大多在 1 岁以后发病，2~3 岁后仍有活动性佝偻病表现。骨骼改变较重，服一般剂量的维生素 D 无效。

3. 肾性佝偻病

因肾脏疾患引起慢性肾功能障碍，而致钙磷代谢失常，从而发生佝偻病。除有佝偻病血生化改变及 X 线特征外，常伴有慢性酸中毒及肾功能异常。

（四）治疗

目的在于控制活动期，防止骨骼畸形。治疗的原则根据需要补充钙和维生素 D。

1. 一般治疗

（1）我国营养学会推荐，每日膳食钙供给量 0~6 个月为 300 mg，7~12 个月为 400 mg，1~3 岁为 600 mg。只要母乳充足或摄入足够的配方奶，可满足婴幼儿的钙营养。佝偻病的治疗一般无须补钙，除非并发手足搐搦症等低钙表现。

（2）除采用维生素 D 治疗外，应注意加强营养，保证足够奶量，及时添加转乳期食品。对已有骨骼畸形的后遗症期患儿应加强体格锻炼，可采用主动或被动运动的方法矫正。对于有维生素 D 缺乏性佝偻病的高危因素时，在生长发育过程中，应避免过早的承力性运动（如避免过早练习坐、站、扶腋下蹦跳等）。如已经出现下肢畸形可做肌肉按摩（“O”形腿按摩外侧肌、“X”形腿按摩内侧肌），增加肌张力，以纠正畸形。严重骨骼畸形可考虑外科手术矫治。

2. 药物治疗

以口服维生素 D 为主。大剂量治疗应有严格的适应证。当重症佝偻病有并发症或无法口服者可大剂量肌内注射维生素 D，3 个月后改预防量。治疗 1 个月后应复查，如临床表现、血生化与骨骼 X 线改变无恢复征象，应与抗维生素 D 佝偻病鉴别。

3. 手术治疗

严重骨骼畸形可考虑外科手术矫治。

4. 预后情况

严重的佝偻病可造成脊柱弯曲，出现“O”形腿、“X”形腿，形成不可逆转的佝偻病后遗症。

二、护理

（一）护理观察

1. 骨骼

主要是正处于生长中的骨骼发生病变，头部主要表现为颅骨软化（多见于3~6个月患儿，压之有乒乓球样感）、方颅（多见于7~8个月患儿）；前囟过大或迟闭、出牙延迟或顺序颠倒等；胸部主要表现有肋骨串珠、肋膈沟、鸡胸或漏斗胸，胸部表现主要见于1岁左右患儿；四肢表现有腕、踝畸形（“手镯”征或“足镯”征），见于6个月以上患儿；下肢畸形主要是“O”形腿或“X”形腿，见于1岁以上患儿。

2. 用药观察

口服维生素D制剂应注意保证用量。对3个月以下患儿及有手足抽搐症病史的患儿，在大剂量突击治疗前需按医嘱加服钙剂（从用药前2~3 d开始直至用药后2周），以防发生低钙抽搐；注射给药应注意注射时选择较粗的针头，并用1 mL注射器抽取药液，进行深部肌内注射，以保证药物充分吸收；每次应更换注射部位，以免发生硬结，若已发生硬结应及时热敷。

3. 观察维生素D中毒反应

中毒的早期症状为厌食、恶心、烦躁不安、低热，继而发生呕吐、腹泻、顽固性便秘、体重下降。重者可出现惊厥、血压升高、头痛、心律不齐、烦渴、尿频、夜尿，甚至脱水酸中毒。葡萄糖酸钙静脉滴注时，药液外渗可致注射部位皮肤发红、皮疹和疼痛，严重者出现皮肤坏死。静脉注射宜缓慢，以防心搏骤停。因钙剂与洋地黄有协同作用，故用洋地黄类药物时应避免用钙剂。

（二）护理措施

1. 环境

环境要舒适、安静，保证患儿足够的睡眠，保持居室的清洁卫生，室内应阳光充足、空气新鲜。

2. 饮食

提倡母乳喂养，无母乳者指导哺以维生素D强化牛乳或配方奶。指导按时添加辅食，帮助家长选择含维生素D的食品，如鱼肝油、瘦肉、肝类、蛋类、豆类等。

3. 定期户外活动

根据不同年龄及不同季节，指导家长选用不同方法，携带小儿进行户外活动，接受日光照射，夏季可在树荫或荫凉处进行，其他季节可多晒太阳。因紫外线不能透过玻璃，故患儿在室内时，应经常开窗接受阳光。在许可的气候条件下，可酌情进行日光浴，让阳光照射到患儿裸露的皮肤，每日接受日光照射由 10 min 开始渐延长至 2 h。

第七节　小儿维生素 D 缺乏性手足搐搦症的护理

一、概述

维生素 D 缺乏性手足抽搐症主要是由于维生素 D 缺乏，血钙降低，导致神经肌肉兴奋性增高，出现惊厥、喉痉挛或手足抽搐等症状。维生素 D 缺乏性手足抽搐症多见于 6 个月以内的婴幼儿。

（一）发病原因

发病原因与佝偻病相同，属佝偻病第一期的一种表现，骨骼变化轻微，血钙低，而血磷大都正常，碱性磷酸酶增高。

1. 血清钙降低

血钙离子降低是本症的直接原因，若血清总钙量降至 1.75~1.88mmol/L（7~7.5 mg/dL），或钙离子降至 1 mmol/L（4 mg/dL）以下时，即可出现抽搐症状。

2. 促进血钙降低的因素

（1）季节：春季发病率最高，在北京所见的患者中以 3—5 月份发病数最高，因为入冬后婴儿很少直接接触日光，维生素 D 缺乏至此时已达顶点，春季开始接触日光，体内维生素 D 骤增，血磷上升，钙磷乘积达到 40，大量钙沉着于骨，血钙暂时下降而促使发病。

（2）年龄：发病年龄多在 6 个月以下，婴儿生长发育最快，需要钙质较多，若饮食中供应不足，加以维生素 D 缺乏即易发病，发病年龄早的多与母亲妊娠时缺乏维生素 D 有关，如母亲维生素 D 充足，一般新生儿体内储存的维生素 D，足够 3 个月内的应用。

（3）其他：未成熟儿与人工喂养儿容易发病。

（4）钙吸收减少：长期腹泻或梗阻性黄疸能使维生素 D 与钙的吸收减少，以致血钙降低。

（5）血磷增高致血钙降低：本症常在急性感染后发病，可能因细胞内的磷释放到细胞外液，使血清磷浓度突然增高，致血钙降低。

（6）1α－羟化酶缺乏：先天性 1α－羟化酶缺乏，不能产生足够的 1,25－羟维生素 D，以致低血钙，及先天性抗 1,25－羟维生素 D，的低血钙。

（二）临床表现

1. 典型发作

血钙低于 1.75 mmol/L 时出现惊厥、喉痉挛和手足抽搐。

（1）惊厥：最为常见，多见于婴儿。多为无热惊厥，突然发生，表现为双眼球上翻，面肌颤动，四肢抽动，意识丧失，持续时间为数秒钟到数分钟。

（2）手足搐搦：多见于 6 个月以上的婴幼儿。发作时手痉挛成弓状，两手腕屈曲，手指伸直，大拇指紧贴掌心：足痉挛时双下肢伸直内收，足趾向下弯曲呈弓状。

（3）喉痉挛：最为危险的发作形式。多见于婴儿。由于声门及喉部肌肉痉挛而引起呼吸困难，吸气时发生喉鸣，严重时可发生窒息，甚至死亡。

2. 隐匿型表现

没有典型发作时，可通过刺激神经肌肉而引出下列神经肌肉兴奋的体征。

（1）面神经征：以指尖或叩诊锤轻叩颧弓与口角间的面颊部，出现眼睑及口角抽动为阳性，新生儿可呈假阳性。

（2）腓反射：以叩诊锤轻击膝下外侧腓骨小头处的腓神经，引起足向外侧收缩者为阳性。

（3）低钙束臂征：以血压计袖带包裹上臂，使血压维持在收缩压与舒张压之间，5 min 内该手出现痉挛为阳性。

（三）辅助检查

血清总钙低于 1.75~1.88 mmol/L（7.0~7.5 mg/dL），离子钙浓度低于 1 mmol/L，

血磷正常或偏高。

（四）治疗原则

首先是急救，使惊厥或喉痉挛等危险症状停止；其次是补充钙质，使血钙迅速上升，惊厥等症状不再出现；然后给予维生素 D，使钙、磷代谢恢复正常，本病得以根治。

1. 急救措施

惊厥能使患儿呼吸停止，喉痉挛更属危险，必须迅速抢救。常用方法为立即肌注苯巴比妥（苯巴比妥钠），约 8 mg/kg 或副醛每次 1m L，一次最大量不超过 5 mL；或用 10% 水合氯醛溶液 4~10 mL 保留灌肠。同时吸氧并进行针刺疗法，常用穴位为人中、合谷、少商、印堂等。治疗喉痉挛则先将舌尖扯出，行人工呼吸，必要时可进行气管插管，及人工通气呼吸。

2. 钙疗法

应迅速补充钙质，不可因等待血钙测定而延迟钙疗法以致危及生命。需将葡萄糖酸钙（10% 溶液稀释 1~2 倍）由静脉徐徐注入（全剂需要 10 min 或更久），同时进行心脏监测。每次 5~10 mL；每天 1~3 次，必要时连续 2~3 d，若痉挛停止即改成口服钙剂。如静脉注射速度太快，大量钙质将由尿排出，从而减低其疗效；更重要的是可因暂时性血钙增高而致心脏传导阻滞，甚至发生心搏骤停。必要时可持续静脉滴注，每天每千克体重不超过 20~50 mg 元素钙。钙剂勿皮下注射或肌内注射以防坏死等反应。在注射葡萄糖酸钙后可口服氯化钙，稀释成 1%~2% 的溶液后口服，每次 1 g，每日 4~6 次，1~2 d 后减量至 1~3 g/d。剂量的多少可依症状的轻重、年龄的大小而决定，继续 1 周，以后改服葡萄糖酸钙等，按钙元素计至少 200 mg/d。氯化钙含钙 27%，入人体后可提高血钙和促进钙离子化，于是血内的钙离子速增，痉挛不易复发。若幼小的婴儿同时发生腹泻或各种热病（如上呼吸道传染病），或同时有肾脏疾患，则在应用氯化钙时易致酸中毒，必须谨慎。在门诊每次仅给 2~3 d 的氯化钙药量，服完后酌情再开新方，如此可以避免因长期给药而并发酸中毒。乳酸钙含钙元素 13%，葡萄糖酸钙含钙 9%，磷酸氢钙含钙 23%，碳酸钙含钙 40%，服钙剂时应计钙元素量。

3. 维生素 D 治疗

惊厥停止后，口服维生素 D 50~100 μg/d（2000~4000 U）及增加日照。4 周后如情况良好，改为口服维生素 D 400 U/d。如母乳量足或日食牛（羊）乳 500 mL 以上且无并发症者，可不再服钙剂。如前述治疗不见功效，可以口服或肌注维生素 D 每次 10 000~20 000 U，要避免因剂量太大而致维生素 D 中毒，对乳母应口服适量钙剂及维生素 D。

二、护理措施

（一）预防窒息的护理

惊厥发作时，首先应就地抢救，松开患儿衣领将患儿的头转向侧位，以免误吸分泌物或呕吐物造成窒息。密切观察患儿呼吸情况及神志。按医嘱及时补充钙剂，降低神经、肌肉的兴奋性。当出现喉痉挛时，应立即将患儿舌体轻轻拉出口外并立即通知医生，备好气管插管用具，同时按医嘱应用药物控制喉痉挛，常用的有苯巴比妥肌内注射，或 10% 水合氯醛溶液保留灌肠，地西泮静脉或肌内注射，但静脉注射地西泮时宜慢，注射速度每分钟 1 mg，以免注射过快抑制呼吸。

（二）预防外伤的护理

抽搐正在发作时应就地抢救。病床两侧加床档防止坠床，若患儿抽搐时处于坐位，不要对患儿肢体加以约束。按医嘱尽快给予抗惊厥药物，方法同喉痉挛的护理。按医嘱尽快给予钙剂，可用 10% 葡萄糖酸钙 5~10 mL 加 10%~25% 葡萄糖液 10~20 mL 缓慢静脉注射或静脉滴注，时间不得少于 10 min。

（三）健康教育

指导家长合理喂养，合理安排儿童日常生活，坚持每天有一定时间的户外活动，遵医嘱补充维生素 D，适量补充钙，以预防维生素 D 缺乏性手足搐搦症复发及治疗佝偻病。

第八节　小儿麻疹的护理

一、概述

小儿麻疹是由麻疹病毒感染所致的小儿常见的急性呼吸道传染病。其潜伏期是 7~14 d，以发热、上呼吸道感染（咳嗽、流涕）、结膜炎、科氏斑（Koplik spots，又称麻疹黏膜斑）及皮肤特殊性斑丘疹为主要临床表现。本病传染性强，易并发肺炎。病后免疫力持久，大多终身免疫。

（一）病因

1. 麻疹病毒感染

麻疹病毒属副黏病毒，只有一个血清型，抗原性稳定。麻疹病毒不耐热，对日光和消毒剂均敏感，但在低温中能长期保存。现代医学认为，麻疹是由麻疹病毒感染引起的。患者是唯一传染源，在潜伏期末 2~3 d 至出疹后 5 d（如并发肺炎，则延至出疹后 10 d）有传染性。随着麻疹减毒活疫苗的普遍应用，其发病率已大为降低，但少数地区由于预防工作不够健全，仍有局部流行。其主要通过呼吸道飞沫传染，也可通过污染的日用品、衣物等间接传播。近年来不典型麻疹开始增多。

2. 免疫力低下

儿童的免疫力特征常表现出免疫系统发育不够成熟，功能尚欠完善，由于免疫功能低下，身体呈现不抵抗状态，麻疹病毒乘虚而入，造成感染。

（二）临床表现

因小儿麻疹也属于呼吸道疾病，故一般感冒发热的症状都会有，除此之外还有其特定的症状。在第 1 d 或第 2 d，病童会有发热、流涕、眼睛红而盈泪、干咳以及可能出现腹泻的症状。到了第 3 d，病童体温下降，口腔内膜出现白色盐粒状的斑点。在第 4 d 到第 5 d，病童体温又上升，出现皮疹。皮疹最先出现在额头及耳后，呈红色斑点，宽约 2~3 mm，微微隆起。皮疹逐渐向头部及身体扩散，当皮疹扩散时，其斑点愈来愈大，并且彼此相接在一起。到了第 6 d，皮疹开始消退，消退速度很快，通常到了第 7 d 时，所有症状都消失，大多数情况下，病童的症状会在 7~10 d 内消失。

1. 典型小儿麻疹可分以下四期

（1）潜伏期：小儿麻疹潜伏期一般为 6~18 d（平均 10 d 左右），在潜伏期末有低热、全身不适。

（2）前驱期：小儿麻疹前驱期也称发疹前期，一般为 3~4 d。这一期的主要表现类似上呼吸道感染症状，发热，见于所有患者，多为中度以上发热；咳嗽、流涕、流泪、咽部充血等其他症状，以眼症状突出，结膜发炎、眼睑水肿、眼泪增多、畏光、下眼睑边缘有一条明显充血横线，对诊断小儿麻疹极有帮助；科氏斑，在发疹前 24~48 h 出现，为直径约 1.0 mm 灰白色小点，外有红色晕圈，开始仅见于对着下臼齿的颊黏膜上，但在一天内很快增多，可累及整个颊黏膜并蔓延至唇部黏膜，黏膜疹在皮疹出现后即逐渐消失可留有暗红色小点偶见小儿荨麻疹，隐约斑疹或猩红热样皮疹，在出现典型皮疹时消失。部分患者可有一些非特异症状，如全身不适、食欲减退、精神不振等。婴儿可有消化系统症状。

（3）出疹期：小儿出疹期多在发热后 3~4 d 出现皮疹。体温可突然升高至 40~40.5 ℃，皮疹开始为稀疏不规则的红色斑丘疹，疹间皮肤正常，始见于耳后、颈部、沿着发际边缘，24 h 内向下发展，遍及面部、躯干及上肢，第 3d 皮疹累及下肢及足部，病情严重者皮疹常融合，皮肤水肿，面部水肿变形。大部分皮疹压之褪色，但亦有出现瘀点者。全身有淋巴结肿大和脾大，并持续几周，肠系膜淋巴结肿可引起腹痛、腹泻和呕吐。阑尾黏膜的小儿麻疹病理改变可引起阑尾炎症状。疾病极期特别是高热时，常有谵妄、激惹及嗜睡状态，多为一过性，热退后消失，与以后中枢神经系统并发症无关。此期肺部有湿性啰音，X 线检查可见肺纹理增多。

（4）恢复期：小儿出疹 3~4 d 后皮疹开始消退，消退顺序与出疹时相同。在无并症发发生的情况下，食欲、精神等其他症状也随之好转。疹退后，皮肤留有糠麸状脱屑及棕色色素沉着，7~10 d 痊愈。

2. 其他类型的小儿麻疹

（1）轻症小儿麻疹：多见于在潜伏期内接受过丙种球蛋白或成人血输注者，或 <8 个月的体内尚有母亲抗体的婴儿。发热、上呼吸道症状较轻，小儿麻疹黏膜斑不明显，皮疹稀疏，病程约 1 周，无并发症。

（2）重症小儿麻疹：发热高达 40 ℃以上，中毒症状重，伴惊厥，昏迷。皮疹融合呈紫蓝色者，常有黏膜出血，如鼻出血、呕血、咯血、血尿、血小板减少等，称为黑小儿麻疹，可能是弥散性血管内凝血的一种形式。若皮疹少，色暗淡，常为循环不良表现。此型患儿死亡率高。

（3）无疹型小儿麻疹：注射过小儿麻疹减毒活疫苗者可无典型黏膜斑和皮疹，甚至整个病程中无皮疹出现。此型诊断不易，只有依赖前驱症状和血清中小儿麻疹抗体滴度增高才能确诊。

（4）异型小儿麻疹：接种麻疹灭活疫苗后引起，表现为高热、头痛、肌痛，无口腔黏膜斑。皮疹从四肢远端开始延及躯干、面部，呈多形性，常伴水肿及肺炎。国内不用小儿麻疹灭活疫苗，故此类型少见。

（5）成人小儿麻疹：由于小儿麻疹疫苗的应用，成人小儿麻疹发病率逐渐增加，与儿童小儿麻疹不同处为：肝损坏发生率高；胃肠道症状多见，如恶心、呕吐、腹泻及腹痛；骨骼肌病，包括关节和背部痛；小儿麻疹黏膜斑存在时间长，可达 7d，眼部疼痛多见，但畏光少见。

（三）检查

1. 一般检查

血白细胞总数减少，淋巴细胞相对增多。淋巴细胞严重减少提示预后不好，粒细胞数增加，尤其是中性粒细胞增加，提示继发细菌感染。

2. 细胞学和病毒抗原检查

取鼻咽部吸取物或鼻咽拭子或尿液沉渣的脱落细胞涂片，采用吉姆萨显带（G 显带）或苏木精 – 尹红染色（HE 染色），在普通光镜下可见到多核巨细胞形成和分布于上皮细胞核内和胞质内的嗜酸性包涵体。病程第 1 周检查阳性率可高达 90% 左右，对麻疹诊断有重要参考价值。如果对上述涂片标本做特异性抗体标记染色，则可进一步检查麻疹病毒抗原。

3. 血清抗体检测

血清特异性 IgM 抗体是新近感染的标志，应用免疫荧光或捕获酶联免疫吸附试验（ELISA）检测麻疹 IgM 抗体，是目前普遍采用的特异性诊断方法，仅需单份血清标本，在发病后 3 d 左右即可检出（发病后 5~20 d 检出阳性率最高），且不受类风湿因子干扰。如果近 1 个月内未接种过麻疹疫苗，而血清麻疹 IgM 抗体阳性，即可确诊。留取病程急性期和恢复期（病后 2~4 周）双份血清，以血凝抑制（H1）试验和微量中和试验检测总抗体，或以 ELISA、斑点免疫渗滤试验（IFA）检测麻疹 IgG 抗体，则恢复期血清抗体滴度≥ 4 倍增长，方有诊断价值，可作为回顾性诊断依据。

4. 病毒分离

病毒分离要在感染早期进行。有报道，皮疹出现后 32h 就很难从血液及鼻咽洗液中分离到病毒。

（四）诊断

根据麻疹接触史、前驱期出现科氏斑、皮疹形态和出现顺序、出疹与发热关系、退疹后皮肤脱屑及色素沉着等特点，诊断较容易。前驱期鼻咽分泌物找到多核巨细胞及尿中检测包涵体细胞有助于早期诊断。在出疹 1~2 d 时用 ELISA 测出麻疹抗体可确诊。

（五）鉴别诊断

1. 小儿出疹性传染病

小儿出疹性传染病，如风疹、水痘、猩红热、幼儿急疹等应与本病鉴别。根据流行病学史、小儿麻疹临床症状、发热与皮疹的关系、皮疹特征及有关检查，不难鉴别。

2. 肠道病毒感染

肠道病毒感染，如柯萨奇病毒、埃可病毒等感染，多在夏秋季发病，皮疹多样化，可反复出现，疹退无脱屑及色素沉着，无麻疹黏膜斑。

3. 药疹

药疹有用药史，无麻疹前驱期症状，皮疹形态不一，躯干少于四肢，停药后逐渐恢复。

（六）治疗

无特殊治疗，治疗原则是加强护理，对症治疗，预防感染。

1. 一般治疗

卧床休息，保持室内空气流通，注意温度和湿度。保持眼、鼻、口腔和耳的清洁，避免强光刺激。给予容易消化、富有营养的食物，补充足量水分。

2. 对症治疗

前驱期、出疹期体温不超过 40 ℃者一般不退热。若体温 >40 ℃伴有惊厥或过去有惊厥史者可适当降温，烦躁可适当给予镇静剂。频繁剧咳可用非麻醉镇咳剂或超声雾化吸入。继发细菌感染可给抗生素。补充维生素 A 治疗小儿麻疹，有利于疾病的恢复，可减少并发症的发生，有条件可加用中药治疗。

3. 并发症的治疗

（1）小儿麻疹肺炎继发者按细菌种类及药敏试验，合理选用抗生素。

（2）小儿麻疹喉炎除选用合理抗生素外，应用肾上腺皮质激素以减轻声门下水肿，疗效显著。可用泼尼松 1 mg/kg・d 口服。重者可用地塞米松 03~0.5 mg/kg・d，静脉滴注。个别严重呼吸道梗阻者，必要时须做气管切开。

二、护理措施

（一）一般护理

1. 休息与活动

（1）急性期绝对卧床休息，做好一切生活护理，医护人员要合理安排好各种诊疗、护理操作，尽量集中操作，可减少交叉感染的机会。

（2）卧床休息，病室应保持空气新鲜流通，室温不可过高，以 18~20 ℃为宜，相对湿度在 50%~60%，室内光线不宜过强，可用窗帘遮挡，防止阳光对患者眼睛的刺激。

2. 饮食护理

给予营养丰富、高维生素、易消化的流质、半流质饮食，补充充足的水分。脱水、摄入过少者，应静脉补充，注意维持水、电解质平衡。禁食油腻、辛辣、刺激、生冷食物。恢复期应逐渐提高饮食质量。

（二）对症护理

1. 发热护理

密切监测体温，观察热型。高热时可给予物理降温，如减少盖被、温水擦浴或遵医嘱给予小剂量退热剂，以防惊厥。忌用乙醇擦浴、冷敷、刺激皮肤影响皮疹诱发及体温骤降引起的末梢循环障碍等并发症。并供给充足水分，利于毒素排泄和散热。

2. 皮肤护理

保持五官清洁，保持床褥干燥、清洁、平整。盖被轻软，内衣柔软、宽松，勤换洗，忌紧衣厚被“捂汗出疹”，出汗后及时擦干更换衣被。条件允许者，在保温的情况下，可每日温水擦浴1次，禁用肥皂。可用生理盐水清洁眼睛，滴0.25%氯霉素眼药水或红霉素眼膏，每日2~4次。角膜失去光泽者可用鱼肝油滴眼。防止呕吐物或泪水流入外耳道发生中耳炎，同时口服鱼肝油滴剂，鼻塞者清理鼻腔后滴入0.5%~1%麻黄碱，每日3~4次。勤翻身拍背排痰，保持呼吸道畅通。

3. 口腔护理

每日常规用温水或复方硼砂液盐水彻底清洁口腔2~3次。每次进食后温水漱口，保持口腔清洁、湿润。口唇或口角干裂者，应局部涂甘油。口腔溃疡先以1%~3%碳酸氢钠清洗，然后局部涂以1%甲紫、冰硼散或制霉菌素液等。

（三）病情观察

（1）注意观察体温、脉搏、呼吸及神志状态，如出现体温过高或下降后又升高、呼吸困难、发绀、躁动不安等，均提示可能出现并发症。

（2）皮疹变化：出疹期应注意观察出疹顺序、皮疹颜色及分布情况，出疹过程是否顺利。

（3）观察有无脱水、酸中毒及电解质紊乱的表现。

（4）观察支气管肺炎、喉炎等并发症的表现。

（四）心理护理

多与患者或家属交流，讲解疾病相关知识，解除其急躁、焦虑心情，以便更好地配合治疗及护理。

第九节　小儿流行性腮腺炎的护理

一、概述

流行性腮腺炎是由腮腺炎病毒侵犯腮腺引起的急性呼吸道传染病，是儿童和青少年中常见的呼吸道传染病，成人中也有发病，由腮腺炎病毒所引起。腮腺的非化脓性肿胀疼痛为突出的病症，病毒可侵犯各种腺组织或神经系统，以及肝、肾、心、关节等几乎所有的器官。因此，常可引起脑膜脑炎、心肌炎、急性胰腺炎、泪腺炎、乳腺炎、睾丸炎、卵巢炎、关节炎等症状。

（一）病因

病毒存在于患者唾液中的时间较长，腮肿前 6 d 至腮肿后 9 d 均可自患者唾液中分离出病毒，因此在这两周内有高度传染性。感染腮腺炎病毒后，无腮腺炎表现，而有其他器官如脑或睾丸等症状者，则唾液及尿亦可检出病毒。在大流行时 30%~40% 患者仅有上呼吸道感染的亚临床感染，是重要传染源。本病毒在唾液中通过飞沫传播（唾液及污染的衣服亦可传染），其传染力较麻疹、水痘为弱。孕妇感染本病可通过胎盘传染胎儿，而导致胎儿畸形或死亡，流产的发生率也增加。普遍易感，其易感性随年龄的增加而下降。青春期后发病男多于女。病后可有持久免疫力。

（二）临床表现

小儿流行性腮腺炎临床表现为头痛、低热、结膜炎、咽炎等症状。近 10 多年来，我国流腮病情较前加重，表现为热程长，并发症增多，住院患儿占门诊患儿的比例也增高。起病大多较急，有发热、寒战、头痛、咽痛、食欲不佳、恶心、呕吐、全身疼痛等，数小时至 1~2 d 后，腮腺即显著肿大，发热自 38~40 ℃，症状轻重也很不一致。成人患者一般较严重，腮腺肿胀最具特征性，一侧先肿胀，但也有两侧同时肿胀者；一般以耳垂为中心，向前、后、下发展，状如梨形而具坚韧感，边缘不清，当腺体肿大明显时出现胀痛及感觉过敏，张口咀嚼及进酸性饮食时更甚，局部皮肤张紧发亮，表面灼热，但多不红，有轻触痛，腮腺四周的蜂窝组织也可呈水肿，可上达颞部及颧骨弓，下至颌部及颈部，胸锁乳突肌处也可被波及（偶尔水肿可出现于胸骨前），因而使面貌变形。通常一侧腮腺肿胀后 1~4 d（偶尔 1 周后）累及对侧，双侧肿胀者约占 75%，颌下腺或舌下腺也可同时被波及，颌下腺肿大时颈部明显肿胀，颌下可扪及柔韧而具轻触痛的椭圆形腺体；舌下腺也可同时被累及，舌下腺肿大时可见舌及颈部肿胀，并出现吞咽困难。腮腺管口（位于上颌第二磨牙旁的颊黏膜上）在早期常有红肿，唾液分泌初见增加，继因潴留而减少，但口干症状一般不显著。腮腺肿胀大多于 1~3 d 到达高峰，持续 4~5 d 逐渐消退而回复正常，整个病程 10~14 d。不典型患者可无腮腺肿胀而以单纯睾丸炎或脑膜脑炎的症状出现，也有仅见颌下腺或舌下腺肿胀者。

（三）检查

1. 血常规

白细胞计数大多正常或稍增加，淋巴细胞相对增多。有并发症时白细胞计数可增高，偶有类白血病反应。

2. 血清和尿淀粉酶测定

90% 患者的血清淀粉酶有轻至中度增高，尿中淀粉酶也增高，有助诊断。淀粉酶增高程度往往与腮腺肿胀程度成正比，但其增高也可能与胰腺和小肠浆液造酶腺病变有关。

3. 血清学检查

（1）中和抗体试验。低滴度如 1 ∶ 2 即提示腮腺病毒感染。近年来应用凝胶溶血试验，与中和试验基本一致，而比中和抗体的检测简便迅速，但方法上还需进一步改进。

（2）补体结合试验。对可疑患者有辅助诊断价值，双份血清（病程早期及第 2~3 周）效价有 4 倍以上的增高，或一次血清效价达 1 ∶ 64 者有诊断意义。如条件许可，宜同时测定 S 抗体和 V 抗体。S 抗体增高表明新近感染，V 抗体增高而 S 抗体不增高时仅表示以往曾受过感染。

（3）血凝抑制试验。腮腺炎患者的恢复期血清有强大抑制凝集作用，而早期血清的抑制作用则较弱，如两次测定效价相差 4 倍以上，即属阳性。

4. 病毒分离

早期患者，唾液、尿、血、脑脊液以及脑、甲状腺等其他组织中可分离出腮腺炎病毒。但目前尚未普遍开展。

5. 尿常规检查

尿肾脏受累时，尿中可出现蛋白尿、红白细胞等，甚至类似肾炎的尿的改变。

6. 心电图检查

合并心肌炎时，心电图示心律不齐、T 波低平、ST 段压低。

（四）诊断

根据流行情况及接触史，以及腮腺肿大的特征，诊断并不困难，如遇不典型的可疑患者，可按上述实验室检查方法进一步明确诊断。

（五）鉴别诊断

1. 化脓性腮腺炎

常为一侧性，局部红肿压痛明显，晚期有波动感，挤压时有脓液自腮腺管流出，血常规中白细胞总数和中性粒细胞明显增高。

2. 颈部及耳前淋巴结炎

肿大不以耳垂为中心，局限于颈部或耳前区，为核状体，较坚硬，边缘清楚，压痛明显，表浅者活动，可发现与颈部或耳前区淋巴结相关的组织有炎症，如咽峡炎，耳部疮疖等，白细胞总数及中性粒细胞增高。

3. 症状性腮腺肿大

在糖尿病、营养不良、慢性肝病中，或应用某些药物如碘化物、保泰松、异丙肾上腺素等可引致腮腺肿大，为对称性、无肿痛感、触之较软，组织检查主要为脂肪变性。

4. 其他病毒所引起的腮腺炎

已知 1、3 型副流感病毒，甲型流感病毒，A 型柯萨奇病毒，单纯疱疹病毒，淋巴脉络膜丛脑膜炎病毒，巨细胞病毒均可引起腮腺肿大和中枢神经系统症状，需做病原学诊断。

5. 其他原因所致的腮腺肿大

过敏性腮腺炎，腮腺导管阻塞，均有反复发作史，且肿大突然，消肿迅速。单纯性腮腺肿大多见于青春期男性，因功能性分泌增多，代偿性腮腺肿大，无其他症状。

6. 其他病毒所致的脑膜脑炎

腮腺炎脑膜脑炎可发生在腮腺肿大之前（有的始终无腮腺肿大），难与其他病毒所致者相鉴别，可借助于上述血清学检查，病毒分离以及流行病学调查来确诊。

（六）治疗

1. 针对发病原因

纠正机体脱水及电解质紊乱，维持体液平衡。必要时输入复方氨基酸等以提高肌体抵抗力。

2. 选用有效抗生素

应用大剂量青霉素或适量头孢菌素等抗革兰阳性球菌的抗生素，并从腮腺导管口取脓性分泌物做细菌培养及药敏实验，选用最敏感的抗生素。

3. 其他保守治疗

炎症早期可用热敷、理疗，外敷如意金黄散，饮用酸性饮料或口含维生素 C 片或口服 1% 毛果芸香碱 3~5 滴（2~3 mg），每日 2 次，可增加唾液分泌。温热的硼酸、碳酸氢钠溶液等消毒漱口剂也有助于炎症的控制。

4. 切开引流

以发展至化脓时，必须切开引流。其特征是局部有明显的凹陷性水肿，局部有跳痛并有局限性压痛点，穿刺抽出脓液；腮腺导管口有脓液排出，全身感染中毒症状明显。切开引流的方法是局部浸润麻醉。耳前及下颌支后缘处从耳屏往下至下颌角做切口，皮肤、皮下组织及腮腺咬肌筋膜液积聚于筋膜下者，即可得到引流。如无脓液溢出，可用弯血管钳插入腮腺实质的脓腔中引流脓液。因常为多发性脓肿，应注意向不同方向分离，分开各个腺小叶的脓腔。冲洗后安橡皮引流条，以后每天用生理盐水冲洗，更换引流条。

二、护理措施

（一）减轻疼痛

保持口腔清洁，预防继发感染。腮腺肿痛，影响吞咽。口腔内残留食物易致细菌繁殖，应经常用温盐水漱口，不会漱口的幼儿应帮助其多饮水。做好饮食护理，患儿常因张口及咀嚼食物使局部疼痛加重，应给予富有营养、易消化的半流质或饮食，不可给予酸、辣、硬而干燥的食物，否则可引起唾液分泌增多，排出受阻，腺体肿痛加剧。腮腺局部冷敷使血管收缩，可减轻炎症充血程度及疼痛，亦可用食醋敷于患处。

（二）降温

保证休息，防止过劳。发热伴有并发症者应卧床休息至热退，鼓励患儿多饮水以利汗液蒸发散热，监测体温，高热可采用头部冷敷、温水等进行物理降温，或服用适量退热剂。发热早期给予利巴韦林、干扰素或板蓝根抗病毒治疗。

（三）病情观察

脑膜脑炎多于腮腺肿大后 1 周左右发生，患儿出现持续高热、剧烈头痛、呕吐、颈强直、嗜睡、烦躁或惊厥，应密切观察及时发现，予以相应护理。

（四）预防感染的传播

对患儿应采取呼吸道隔离至腮腺肿大完全消失为止，对其呼吸道的分泌物及其污染的物品应行消毒，在流行期间应加强托幼机构的晨检。

第十节　小儿水痘的护理

一、概述

水痘是由水痘－带状疱疹病毒所引起的传染性较强的儿童常见急性传染病。临床以轻度发热、全身性分批出现的皮肤黏膜斑疹、丘疹、疱疹和结痂并存为特点，全身中毒症状轻。水痘的传染性极强，易感儿接触水痘患儿后，几乎均可患病。原发感染表现为水痘，一般预后良好，病后可获持久免疫。成年以后再次发病时表现为带状疱疹。

（一）病因及发病机制

水痘－带状疱疹病毒属疱疹病毒科，为 DNA 病毒，只有一个血清型。人是该病毒唯一的已知自然宿主。水痘－带状疱疹病毒在体外抵抗力弱，不耐酸和热，对乙醚敏感，不能在表皮中存活，但在疱疹液中可长期存活。水痘－带状疱疹病毒主要由飞沫传播，也可经接触感染者疱液或输入病毒血症期血液而感染，病毒侵入机体后在呼吸道黏膜细胞中复制，而后进入血流，形成病毒血症。在单核巨噬细胞系统内再次增殖后释放入血，形成第二次病毒血症。由于病毒入血往往是间歇性的，导致患儿皮疹分批出现，且不同性状皮疹同时存在。皮肤病变仅限于表皮棘细胞层，故脱屑后不留瘢痕。部分患者患水痘后，病毒潜伏在脊髓后根神经节及脑神经的感觉神经节内，当机体免疫力下降或受药物、创伤、恶性肿瘤、放射线等因素的影响，病毒被激活后复制，再次发病，表现为带状疱疹。

（二）流行病学

1. 传染源

水痘患者是唯一传染源，病毒存在于患儿上呼吸道鼻咽分泌物、皮肤黏膜斑疹及疱疹液中。出疹前 1 d 至疱疹全部结痂时均有传染性，且传染性极强，接触者 90% 发病。

2. 传播途径

水痘主要通过空气飞沫传播。亦可通过直接接触疱液、污染的用具而感染。孕妇分娩前患水痘可感染胎儿，在出生后 2 周左右发病。

3. 易感人群

普遍易感，以 1~6 岁儿童多见，6 个月以内的婴儿由于有母亲抗体的保护，很少患病。水痘感染后一般可获得持久免疫。

4. 流行特点

水痘一年四季均可发病，以冬、春季高发。

（三）临床表现

1. 潜伏期

潜伏期指 12~21 d，平均 14 d。

2. 前驱期

可无症状或仅有轻微症状，全身不适、乏力、咽痛、咳嗽，年长儿前驱期症状明显，体温可达 38.5 ℃，持续 1~2 d 迅速进入出疹期。

3. 出疹期

发热第 1 d 就可出疹，其皮疹特点是按斑疹、丘疹、疱疹、结痂的顺序演变。连续分批出现，同一部位可见不同性状的皮疹。皮疹为向心性分布，躯干部皮疹最多，四肢皮疹少，手掌和足底更少。皮疹的数目多少不一，皮疹愈多，全身症状愈重。水痘病变浅表，愈后多不留瘢痕。有继发化脓感染者，皮肤受损累及真皮层，可留瘢痕。水痘为自限性疾病，一般 10 d 左右自愈。

4. 并发症

继发皮肤细菌感染、水痘脑炎、原发性水痘肺炎等。

（四）治疗原则

1. 对症治疗

可用维生素 B_{12} 肌内注射，如有高热可给予退热剂但避免使用阿司匹林，以免增加瑞氏综合征的危险。可给予人血丙种球蛋白免疫治疗及血浆支持，以减轻症状和缩短病程。

2. 抗病毒药物治疗

阿昔洛韦为目前首选抗水痘病毒的药物，但只有在水痘发病后 24 h 内用药才有效。

二、护理措施

（一）皮肤护理

室温适宜，被褥保持清洁，不宜过厚，以免造成患儿全身不适而增加皮疹瘙痒感。保持皮肤清洁，勤换内衣，剪短指甲，婴幼儿可戴并指手套，以免抓伤皮肤，继发感染后留下瘢痕。患儿因皮肤瘙痒哭闹时，应设法分散其注意力，或用温水洗浴、局部涂 0.25% 冰片炉甘石洗剂或 5% 碳酸氢钠溶液；亦可遵医嘱口服抗组胺药物；疱疹破溃时涂 1% 甲紫溶液；有继发感染者局部用抗生素软膏，或遵医嘱口服抗生素控制感染。

（二）病情观察

注意观察精神、体温、食欲及有无呕吐等，及早发现并发症并予以相应的治疗及护理。如有口腔疱疹、溃疡影响进食，应予以补液。

（三）预防疾病的传播

无并发症的患儿多在家隔离治疗，至疱疹全部结痂或出疹后 7 d 止。托幼机构中若发现水痘患儿应检疫 3 周。体弱、应用大剂量激素或免疫缺陷者，应在接触水痘后 72 h 内给予水痘带状疱疹免疫球蛋白或恢复期血清肌内注射，可起到预防或减轻症状的作用。近年来，国外试用水痘 – 带状疱疹病毒减毒活疫苗效果满意，国内已开始使用，接种疫苗后可获得持久免疫。

第十一节 小儿猩红热的护理

一、概述

猩红热是由乙型A群溶血性链球菌引起的急性传染病，临床以发热、咽炎、草莓舌、全身弥漫性鲜红色皮疹和疹退后片状脱皮为特征。少数起病后1~5周可发生变态反应性风湿病及急性肾小球肾炎。

（一）病因及发病机制

乙型A群溶血性链球菌是唯一对人类致病的链球菌，具有较强的侵犯力，能产生致热外毒素，又称红疹毒素，是本病的致病菌。该菌外界生命力较强，在痰和渗出物中可存活数周，但对热及一般消毒剂敏感。链球菌及其毒素侵入机体后，主要产生以下3种病变。

1. 化脓性病变

病原菌侵入咽部后，由于A组菌的蛋白M能抵抗机体的白细胞的吞噬作用，因而可在局部产生化脓性炎症反应，引起咽峡炎、化脓性扁桃体炎。

2. 中毒性病变

细菌毒素吸收入血后引起发热等全身中毒症状。致热外毒素使皮肤和黏膜血管充血、水肿、上皮细胞增殖与白细胞浸润，以毛囊周围最明显，出现典型猩红热皮疹。

3. 变态反应性病变

病程2~3周。少数患者发生变态反应性病理损害，主要为心、肾及关节滑膜等处非化脓性炎症。人体可对致热外毒素产生较持久的抗体，一般人一生只得一次猩红热。再次感染这种细菌时仅表现为化脓性扁桃体炎。

（二）流行病学

1. 传染源

患者及带菌者为主，自发病前24 h至疾病高峰传染性最强。

2. 传播途径

主要通过空气飞沫直接传播，亦可由食物、玩具、衣服等物品间接传播。偶可经伤口、产道污染而传播。

3. 易感人群

人群普遍易感。10岁以下小儿发病率高。

4. 流行特征

四季皆可发生，但以春季多见。

（三）临床表现

1. 潜伏期

潜伏期指1~12 d，一般2~5 d。

2. 前驱期

起病急、畏寒、高热，多为持续性，常伴头痛、恶心呕吐、全身不适、咽部红肿、扁桃体化脓性炎症。

3. 出疹期

（1）皮疹：多在发热后第2 d出现，始于耳后、颈部及上胸部，24 h左右迅速波及全身。皮疹特点为全身弥漫性充血的皮肤上出现分布均匀的针尖大小的丘疹，压之褪色，触之有砂纸感，疹间无正常皮肤，伴有痒感。皮疹约48 h达高峰，然后体温下降、皮疹按出疹顺序2~4 d内消失。

（2）特殊体征：腋窝、肘窝、腹股沟处可见皮疹密集并伴出血点，呈线状，称为帕氏线。面部潮红，有少量皮疹，口鼻周围无皮疹，略显苍白，称为口周苍白圈。杨梅舌是指病初舌被覆白苔，3~4 d后白苔脱落，舌乳头红肿突起。

4. 脱屑期

多数患者于病后1周末，按出疹顺序开始脱屑，躯干为糠皮样脱屑，手掌、足底可见大片状脱皮，呈“手套”“袜套”状。脱皮持续1~2周。无色素沉着。

5. 并发症

并发症为变态反应性疾病，多发生于病程的2~3周，主要有急性肾小球肾炎、风湿病、关节炎等。

（四）辅助检查

白细胞总数增高，可达（10~20）×10/L，中性粒细胞占80%以上。治疗前取咽拭子或其他病灶分泌物培养，可得到乙型溶血性链球菌。

（五）治疗原则

首选青霉素 G 治疗，中毒症状重或伴休克症状者。应给予相应处理，防治并发症。

二、护理措施

（一）发热护理

（1）急性期患者绝对卧床休息 2~3 周以减少并发症。高热时给予适当物理降温，但忌用冷水或乙醇擦浴。

（2）急性期应给予营养丰富的含大量维生素且易消化的流质、半流质饮食，恢复期给予软食，鼓励并帮助患者进食。提供充足的水分，以利散热及排泄毒素。

（3）遵医嘱及早使用青霉素 G，并给予溶菌酶含片或用生理盐水稀释 2~5 倍的复方硼砂液漱口，每天 4~6 次。

（二）皮肤护理

观察皮疹及脱皮情况，保持皮肤清洁，可用温水清洗皮肤（禁用肥皂水），剪短患儿指甲，避免抓破皮肤。脱皮时勿用手撕扯，可用消毒剪刀修剪，以防感染。

（三）预防并发症

注意观察血压变化，有无眼睑水肿、尿量减少及血尿等。每周送尿常规检查两次。

（四）预防感染的传播

1. 隔离患儿

呼吸道隔离至症状消失后 1 周，连续咽拭子培养 3 次阴性后即解除隔离。有化脓性并发症者应隔离至治愈为止。

2. 切断传播途径

室内通风换气或用紫外线照射进行消毒，患者鼻咽分泌物须以 2%~3% 氯胺或漂白粉澄清液消毒。被患者分泌物所污染的物品，如食具、玩具、书籍、衣服、被褥等，可分别采用消毒液浸泡、擦拭、蒸煮或日光暴晒等。

3. 保护易感人群

对密切接触者需医学观察 7 d，并可口服磺胺类药物或红霉素 3~5 d 以预防疾病发生。

第七章 消化系统疾病护理

第一节 消化系统疾病一般护理

一、病情观察

（1）及时了解有无呕吐、便血、腹痛、腹泻、便秘等。

（2）呕吐、呕血、便血、严重腹泻时，应观察血压、体温、脉搏、呼吸、神志，并详细记录次数、量、性质。

（3）腹痛时，注意观察其部位、性质、持续时间及与饮食的关系，如有病情变化及时汇报医师处理。

二、护理措施

（1）休息：危重及进行特殊治疗的患者，如上消化道出血、肝硬化晚期、肝性脑病、肝脓肿、急性胰腺炎等，应绝对卧床休息。轻症及重症恢复期患者可适当活动。

（2）饮食护理：对溃疡病、肝硬化腹水、急性胰腺炎、溃疡性结肠炎等患者，指导食用易消化、高蛋白、低盐或无盐、低脂肪无渣的治疗膳食。

（3）当需要进行腹腔穿刺术、纤维内镜、经皮肤肝穿刺介入疗法等检查时，应做好术前准备、术中配合、术后护理工作。

（4）备齐抢救物品及药品。

（5）加强心理护理，做好患者及家属的安慰工作，避免不良因素的刺激。

（6）严格执行消毒隔离制度。

三、健康指导

（1）强调饮食质量及饮食规律和节制烟酒。

(2)指导慢性消化系统疾病患者掌握发病的规律性，防止复发和出现并发症。

(3)向患者阐述一些与疾病有关的医疗知识。

(4)说明坚持长期服药的重要性。

(5)指导患者保持情绪稳定。

第二节 消化性溃疡患者的护理

一、概述

消化性溃疡通常指发生在胃和十二指肠的慢性溃疡，因溃疡的形成与胃液的自身消化有关，故称为消化性溃疡。本病是消化系统疾病中的常见、多发病，我国总发病率为10%~12%，以青壮年多见，男性略多于女性。治疗包括一般治疗，抗溃疡病药物治疗，防治并发症，外科手术治疗。无并发症的青壮年患者经内科系统治疗，其死亡率几乎为零；年长者的死因主要是并发大出血和急性穿孔。

二、护理评估

（一）健康史

常见病因有以下几种。

（1）幽门螺杆菌（helicobacter pylori，HP）感染：HP感染是近年来较为公认的主要发病因素，尤其是十二指肠溃疡。

（2）胃酸、胃蛋白酶：尤其是十二指肠溃疡发病的主要因素，特别是高胃酸。

（3）非甾体抗炎药是另一重要因素，特别是胃溃疡的发病。

（4）其他因素：吸烟是不可忽视的重要因素之一；饮食因素，如无规律饮食、暴饮暴食、高盐饮食，长期食用过冷、过热、过硬和刺激性强的食物及嗜酒等，遗传因素；情绪不稳、忧伤、焦虑、长期紧张状态等精神或心理因素。

（5）胃排空延缓和十二指肠液反流。

（二）身心状况

1. 症状特点

腹痛为本病最主要症状。其特点为胃溃疡多在上腹部偏左，十二指肠溃疡多在上腹部偏右。疼痛性质多呈钝痛、灼痛、或饥饿样疼痛。胃溃疡的疼痛节律为进食－疼痛－缓解；十二指肠溃疡为疼痛－进食－缓解，又称空腹痛，约半数患者夜间痛。精神刺激、过度劳累、饮食不当、某些药物及气候变化常诱发或加重；休息、喝牛奶、服抑酸剂常使疼痛减轻或缓解。其他表现如恶心、呕吐、食欲减退、反酸、嗳气等。

2. 体征

溃疡活动期，上腹或相应脊柱旁可有局限性轻度压痛。

3. 并发症

（1）出血

出血是本病最常见的并发症。饮食不当或服用对胃有刺激性的药物为诱发因素，表现有呕血与黑便，重者出现失血性休克征象。

（2）急性和慢性穿孔（穿透性溃疡）

急性穿孔是最严重并发症，常发生于饮食过饱和饭后剧烈运动，表现为上腹突然剧痛并迅速向全腹弥散的持续性腹痛，弥漫性腹部压痛、反跳痛、肌紧张，肝浊音消失；慢性穿孔主要为疼痛规律变得顽固而持续，疼痛常放射至背部等。

（3）幽门梗阻

幽门梗阻主要见于十二指肠或幽门管溃疡。炎症水肿和幽门部痉挛引起者，呕吐等症状可随炎症好转而缓解；瘢痕收缩引起者，为持久性的明显上腹饱胀，餐后加重，呕吐频繁，呕吐物有发酵酸性宿食；重者出现失水和低钾低氯性碱中毒，检查有胃蠕动波、振水音等。

（4）癌变

癌变不超过 19% 的胃溃疡者，此时上腹痛的节律性消失，症状顽固，内科治疗无效，粪便隐血试验持续阳性。

4. 心理状况

有情绪不稳、坐立不安、心神不宁、易激动或过度兴奋，也可有自负、焦虑、抑郁，出现并发症时则有紧张、恐惧等心理反应。

（三）实验室及其他检查

1. 胃液分析

十二指肠溃疡胃酸增多，以胃酸分泌量和夜间胃酸分泌增加明显。

2. 粪便隐血试验

活动期可阳性，持续性阳性提示癌变的可能。

3.X 线钡餐检查

龛影为溃疡的 X 线直接征象，是诊断溃疡病的可靠依据之一。十二指肠球部激惹和变形、胃大弯侧痉挛性切迹等为溃疡的间接征象。

4. 纤维或电子胃镜及黏膜活检

纤维或电子胃镜及黏膜活检是确诊消化性溃疡首选的检查方法，同时具有良、恶性溃疡鉴别价值。

5. 幽门螺杆菌检测

幽门螺杆菌检测阳性常提示活动期。

三、护理诊断及合作性问题

（1）腹痛与胃酸刺激溃疡面或胃酸作用于溃疡引起化学性炎症，或病变区肌张力增强或痉挛有关。

（2）低于机体需要量与疼痛，或食后饱胀不适致摄入量减少及消化吸收障碍有关。

（3）焦虑与疾病反复发作、病程迁延，或出现并发症有关。

（4）潜在并发症有出血、穿孔、幽门梗阻、癌变。

四、护理措施

（一）一般护理

注意劳逸结合，避免过度身心劳累，腹痛剧烈者卧床休息；向患者介绍疾病的过程及帮助其去除病因；指导和帮助患者减少或消除诱发疼痛和加重的因素。

（二）饮食护理

（1）向患者解释摄取足够营养对溃疡修复和全身状态恢复的重要性。

（2）提供愉快舒畅的进餐环境。

（3）教育患者少量多餐，细嚼慢咽，按时就餐，避免过饥过饱，避免餐间零食和睡前进食。

（4）禁饮酒、咖啡、浓茶等刺激性饮料，避免进食过冷、热、酸、辣，油煎、油炸等刺激性大的食物和调味品。

（5）保证充足的营养、热量和维生素，牛奶富含钙质和脂肪可使胃排空延缓、胃窦扩张、胃酸分泌增多，应适量饮用。

（6）就餐时限定液体的摄入量，饭后2 h维持坐位。恶心、呕吐剧烈者暂禁食，按医嘱静脉营养。

（三）病情观察

重点观察呕吐物及粪便性状，以尽早发现出血、幽门梗阻；观察腹痛的性质、部位及腹痛波及范围，有无腹膜刺激征等穿孔迹象；注意患者全身状态及治疗反应的变化，以尽早发现癌变的可能性。

（四）用药护理

1. H_2受体拮抗剂

常见的不良反应有乏力、转氨酶升高、粒细胞减少、皮疹、男子乳房发育、阳痿等，但雷尼替丁和法莫替丁无抗雄性激素作用。

2. 质子泵抑制剂

注意肝损害、男性乳房发育等不良反应，长期服用可有上腹饱胀、腹痛、便秘、恶心等消化不良反应。

3. 胃黏膜保护剂

硫糖铝的不良反应主要有便秘、口干、皮疹、眩晕、嗜睡；胶体铋主要有轻微头痛、头晕、腹泻、便秘、皮疹及一过性转氨酶升高等，此药可使粪色发黑，舌苔、牙齿黑染；前列腺素类药物可有轻微腹痛、腹泻等不良反应，该药可致流产，孕妇应慎用。

4. 制酸剂

可溶性制酸剂长期服用可引起碱中毒和钠潴留致高血压；不溶性含镁制酸剂可致腹泻；含钙、铝、铋的制剂可致便秘。

5. 抗胆碱能药

抗胆碱能药不用于胃溃疡，合并幽门梗阻、近期溃疡出血、青光眼、前列腺肥大者忌用，十二指肠溃疡患者使用时注意心率加快、口干、瞳孔散大、汗闭、尿潴留等不良反应。

（五）并发症的护理

1. 出血

（1）及时通知医生，同时安置患者卧床休息，头偏向一侧。

（2）准备抢救用物，迅速建立静脉通道，抽血验血型，配血备用，消除患者紧张心理，必要时遵医嘱给予镇静剂。

（3）出血量少者给温凉流质，出血量大者暂禁食，同时做好口腔护理。

（4）密切观察血压、脉搏、呼吸、肤色、肢体温湿度，尿量和呕血、黑便的量及性状等。

（5）出血量大者记录每天出入量，动态监测红细胞、血红蛋白、红细胞比容、血尿素氮等。

（6）遵医嘱实施各种止血及维持有效循环血量的措施，无效者尽快做好术前准备工作。

2. 穿孔

（1）尽快通知医生，立即安置患者适宜体位。

（2）禁食及胃肠减压。

（3）迅速建立静脉通道。

（4）做好术前准备工作。

3. 幽门梗阻

（1）密切观察和记录呕吐的量和呕吐物的性状。

（2）轻者进少量低脂流质饮食。重者禁食、胃肠减压，连续 72 h 抽吸胃内容物和胃液。

（3）遵医嘱静脉维持营养，纠正水、电解质和酸碱平衡紊乱。

（4）好转后给予少量流质饮食，每天晚餐后 4 h 洗胃 1 次。

（5）无效者做好术前准备工作。

（六）健康教育

（1）告之患者及家属发病和病情加重的相关因素。

（2）指导或帮助患者提高对环境的适应能力，保证良好的精神状态。

（3）帮助患者纠正不良的生活、饮食习惯，建立合理的饮食结构。

（4）教会患者正确的用药方法，药物不良反应的预防。嘱患者坚持治疗及忌用对胃黏膜有损害的药物。

（5）告之患者并发出血、穿孔、幽门梗阻、癌变的临床征象，嘱患者一旦出现应及时就诊。

第三节 上消化道出血患者的护理

一、概述

上消化道出血是指屈氏韧带以上消化道，包括食管、胃、十二指肠、胰腺、胆道，以及胃空肠吻合术后的空肠病变等引起的出血，为临床常见急症之一。上消化道大量出血一般指在数小时内失血 >1000 mL 或循环血容量的 20%。临床主要表现为呕血和黑便。治疗要点是积极补充血容量，迅速止血，调节水电解质、酸碱平衡，对症支持治疗及必要时采取外科手术。大量出血常因循环血容量急剧下降而引起周围循环衰竭，甚至死亡。

二、护理评估

（一）健康史

常见的病因有以下几种。

（1）上消化道疾病，食管、胃、十二指肠等疾病，以消化性溃疡最常见。

（2）门静脉高压引起的食管胃底静脉曲张破裂或门脉高压性胃病等。

（3）上消化道邻近器官或组织的病变，如胆道疾病、胰腺病变等。

（4）全身性疾病，如血液病、肾脏病、结缔组织病、应激相关胃黏膜损伤、急性感染等。

（二）身心状况

1. 临床表现

1）呕血与黑粪

呕血与黑粪是上消化道出血的特征性表现。症状取决于出血部位及出血量。

2）失血性周围循环衰竭

急性大量出血，循环血容量迅速减少，导致周围循环衰竭。

3）发热

大多数患者在 24 h 内出现吸收热，持续 35 d。

4）氮质血症

氮质血症为肠源性氮质血症，大出血后血尿素氮 24~48 h 可达高峰，一般不超出 14.3 mmo/L（40 mg/dL），34 天后降至正常。

5）血常规变化

出血 24 h 内网织红细胞增高，出血停止后逐渐降至正常。白细胞计数升高，血止后 23 d 恢复正常但肝硬化伴脾功能亢进者，白细胞计数可不增高。

2. 出血量和程度的评估

根据失血量、血压、脉搏、血红蛋白、临床表现，分为轻度、中度以及重度失血。

1）轻度失血

成人失血量 <500 mL，失血量占总血容量 10%~15%；血压、脉搏及血红蛋白正常，临床一般不引起全身症状或仅有头晕、乏力。

2）中度失血

成人失血量达 500~1000 mL，失血量占总血容量 20% 左右收缩压下降，脉搏 100 次 /min 左右，血红蛋白 70~100 g/L，临床出现眩晕、口渴、心悸、烦躁、尿少等症状。

3）重度失血

成人失血量为 >1500 mL，失血量占总血容量 30% 以上，收缩压在 80 mmHg 以下，每分钟脉搏 >120 次，且细弱或摸不清，血红蛋白 <70 g/L，临床出现神志恍惚、四肢厥冷。少尿或无尿等。

3. 出血是否停止的评估

出血是否停止的评估主要根据临床表现来判断出血是否停止。

1）活动性出血

呕血反复出现，柏油样便次数增加、变稀、转为暗红色；患者情绪烦躁或淡漠，意识模糊；皮肤黏膜颜色苍白，大汗淋漓，口渴，肢体温度湿冷，血压下降，脉压变小，脉搏细速，肠鸣音亢进，尿量 <25 mL/h。

2）已停止出血

呕血及柏油样便已停止；患者情绪安静，意识清醒；皮肤黏膜颜色转红，无大汗淋漓及口渴，肢体温度温暖；血压稳定，脉搏正常有力；肠鸣音正常；尿量 >30 mL/h。

4. 心理状况

常有恐惧、焦虑等情绪反应。

（三）实验室及其他检查

1. 实验室检查

红细胞计数、血红蛋白浓度及血细胞比容下降。粪便隐血试验呈强阳性。血尿素氮浓度升高。

2. 胃镜检查

上消化道出血病因诊断的首选检查措施。多主张在出血后 24~48 h 内进行检查，并可通过胃镜进行止血治疗。

3. X 线钡餐造影检查

适用于胃镜检查禁忌证或不愿胃镜检查者，在出血停止及病情稳定数天后进行。

4. 选择性动脉造影

适用于胃镜及 X 线钡餐造影检查未能确诊而又反复出血者。

三、护理诊断及合作性问题

（1）休液不足与上消化道出血有关。

（2）活动无耐力与上消化道出血有关。

（3）恐惧与上消化道大出血对生命威胁有关。

（4）有窒息的危险与血液反流至气管或三腔二囊管过度压迫致喉头水肿有关。

（5）潜在并发症有休克。

四、护理措施

（一）一般护理

（1）呕血时采取半卧位或侧卧位，意识障碍者应去枕平卧位，头偏向一侧。

（2）安慰患者，说明情绪安定有助于止血，必要时可使用镇静剂。

（3）环境保持安静，避免噪声和强光刺激。

（4）注意保暖，避免屏气防窒息。

（5）避免引起上消化道大出血的病因及诱因。

（6）及时向患者及家属解释各项检查、治疗的目的，消除患者恐惧心理。

（二）饮食护理

严重呕血者，应暂时禁食，少量出血一般不需禁食，可进少量温凉无刺激性流食，逐渐过渡到半流食、软食。避免过饥、过饱，避免粗糙、刺激性食物；戒烟、戒酒。

（三）病情观察

密切注意生命体征的变化，注意皮肤颜色及温度的变化；观察呕血与黑便次数、性状及量，计 24 h 液体出入量。发生休克应及时报告医生，协助治疗。

（四）对症护理

1. 止血

通过静脉给止血药物治疗。消化性溃疡出血可用去甲肾上腺素加生理盐水分次口服、冰盐水洗胃等方法止血。食管及胃底静脉破裂出血者，可用三腔二囊管压迫止血；急性胃出血者需行纤维胃镜直视下止血。

2. 预防或纠正失血性休克

迅速建立静脉通道，监测输液速度，及时准确补充血容量，必要时使用血管活性药物及配合输全血；纠正体内水、电解质及酸碱平衡紊乱。

（五）用药护理

1. 垂体后叶素

常见不良反应有腹痛、血压升高、心律失常、心绞痛，严重者可发生心肌梗死等，故有冠状动脉粥样硬化性心脏病、高血压，孕妇忌用。

2. 14 肽天然生长抑素

止血效果明显，为近年治疗食管胃底静脉曲张破裂出血的最常用药物，短期使用几乎没有严重不良反应。以上药物主要用于食管胃底静脉曲张破裂出血患者。

（六）三腔二囊管的护理

主要用于食管胃底静脉曲张破裂出血患者。

（1）插管前解释操作的目的、过程、配合方法等，以便消除患者恐惧心理。

（2）检查器械，确保管腔通畅，气囊无漏气，抽尽囊内气体。

（3）插管，同时备好抢救物品。

（4）保持插管侧鼻腔清洁湿润，并涂抹液状石蜡，保护鼻黏膜。

（5）留置期间应定时测气囊内压力、观察有无突然发生的呼吸困难或窒息的表现，定时抽吸引流管及胃管，观察出血是否停止，记录引流液的性状、颜色及量。

（6）放置24 h后应数分钟再注气加压，间断应用气囊压迫，一般以3~4 d为限，继续出血者时间可适当延长。

（7）停止出血后放出囊内气体，继续留观24 h，无出血可拔管；拔管前口服液体石蜡润滑，再抽尽囊内气体，轻轻拔管。

五、健康教育

生活指导：指导患者注意生活规律，劳逸结合，保持乐观情绪，避免长期精神紧张和过度劳累；戒烟、戒酒，告诉患者合理饮食是避免上消化道出血的重要环节。指导患者合理用药，向患者交代药物的不良反应及使用注意事项。帮助患者及家属掌握有关疾病的病因、治疗及预防知识。教会患者和家属早期识别出血征象及应急措施。

第四节　急性胰腺炎患者的护理

一、概述

急性胰腺炎是多种病因导致胰酶在胰腺内被激活，引起胰腺组织的自身消化、水肿、出血甚至坏死的炎症反应。临床以急性腹痛，发热，伴恶心、呕吐，血与尿淀粉酶增高为特点，是常见的消化系统急症之一。按病理变化分为水肿型和出血坏死型，大多数为水肿型，可见胰腺肿大、间质水肿、充血等改变；20%~30% 患者为出血坏死型，以腺泡坏死、血管出血坏死为主要特点。国内统计发病率每年在4.8/100 000~24/100 000，成年人居多，平均发病年龄55岁。

二、护理评估

（一）病史

1. 患病及诊治经过

询问患者何时出现疼痛，疼痛的部位、性质、持续时间，何种方法能够级解；

有无其他伴随症状，如发热、恶心、呕吐、腹胀等；既往有无类似发病情况，进行过哪些检查，目前治疗情况如何。

2. 既往史

询问患者有无胆道疾病和甲状旁腺功能亢进症等病史，既往有无类似症状发作及检查和治疗情况如何。

3. 相关情况

有无酗酒史或暴饮暴食的习惯，及遗传、感染、药物等因素。

（二）身体评估

患者的生命体征是否平稳，观察腹痛的诱因、发生的缓急、部位、性质和程度、持续时间、有无放射，及是否伴有发热、恶心、呕吐或腹泻、腹胀。注意患者体位、面容与表情、生命体征（特别是血压）、营养状态及有无脱水。皮肤黏膜有无黄疸。腹部有无肿块、腹膜刺激征、移动性浊音等。

（三）心理与社会评估

腹痛剧烈，特别是重症胰腺炎使患者出现焦虑、紧张、恐惧，甚至绝望等。评估患者及家属对疾病知识方面的了解程度，家属提供支持的程度，住院有无经济、家庭、工作等方面的顾虑等。

（四）实验室及其他辅助检查

了解胰淀粉酶测定、影像学检查及相关检查结果。

三、护理诊断 / 问题及护理目标

（一）常见护理诊断 / 问题

（1）腹痛与胰腺与周围组织炎症、水肿或出血坏死有关。

（2）潜在并发症有低血容量性休克。

（二）其他护理诊断问题

（1）体温过高与胰腺炎坏死物质吸收有关。

（2）体液不足与呕吐、禁食、胃肠减压等有关。

（3）潜在并发症有肾衰竭、心力衰竭、急性呼吸衰竭。

（4）焦虑与担心疾病预后有关。

（三）护理目标

（1）疼痛减轻或缓解。

（2）患者未发生低血容量性休克，或发生后能被及时发现与抢救。

四、护理措施

（一）腹痛

1. 休息与活动

患者应绝对卧床休息，保证睡眠时间，从而降低代谢率，增加脏器血流量，促进组织修复和体力恢复。协助患者选择舒适的体位，如弯腰、屈膝卧，以减轻疼痛。鼓励患者翻身并防止患者因剧痛辗转不安而坠床。

2. 饮食护理

向患者解释禁食、禁饮的意义，以取得患者配合。轻中度急性胰腺炎患者禁食 1~3 d，腹痛、恶心、呕吐基本消失后，开始食少量流质，并以清淡米汤为宜。重症患者则须长时间禁食，待血尿淀粉酶恢复正常，恶心、呕吐停止，腹痛消失后，方可酌情进食少量无脂流质。明显腹胀者需要进行胃肠减压，以防止刺激胃酸分泌，进而刺激胰腺分泌消化酶，加重胰腺炎症。禁食期间应予以输液、补充热量、营养支持。禁饮期间若口渴，可含漱或湿润口唇。保持口腔清洁，防止继发感染。

3. 用药护理

腹痛剧烈者，遵医嘱给予哌替啶等止痛药。禁用吗啡，以防引起奥迪括约肌痉挛，加重病情。注意观察腹痛性质及特点有无变化。持续应用阿托品时应注意有无心动过速、麻痹性肠道梗阻加重等不良反应。有高度腹胀或肠麻痹时，不宜用阿托品。

4. 心理护理

积极建立与患者之间的互相信赖的护患关系，做好相关的解释和安慰工作，稳定患者情绪，允许家属陪护给予亲情支持。收集患者的相关信息，观察患者的情绪，掌握患者对急性胰腺炎的恐惧情况，给予患者必要的同情、理解和关心，积极地影响患者的心理活动，向患者和家属讲解有关急性胰腺炎的理论知识、手术和药物治疗大致过程，使其了解急性胰腺炎的预后，稳定患者情绪使之主动配合治疗和护理。

（二）低血容量性休克

1. 病情观察

监测患者生命体征，观察患者的排泄物，注意色泽变化及出血倾向，注意有无脉搏细速、呼吸急促、尿量减少等低血容量的表现。观察尿量、尿比重，监测肾功能，及时发现肾衰竭。观察有无手足抽搐，定时监测有无水电解质、酸碱平衡紊乱。准确记录 24 h 出入液量，作为补液的依据。观察呼吸，抽血做血气分析，及早发现呼吸衰竭；及时给予高浓度氧气吸入，必要时给予呼吸机辅助呼吸。

2. 维持有效血容量

迅速建立有效静脉通路，输入液体及电解质，以维持有效循环血容量，禁食患者每天的液体入量常需要在 3000 mL 以上。根据患者的脱水程度、年龄、心肺功能调节输液速度，及时补充因发热、呕吐和禁食所丢失的电解质和液体，纠正酸碱平衡失调。

3. 防治低血容量性休克

定时监测患者的生命体征变化，尤其注意血压、神志及尿量的变化，如患者出现低血容量性休克的表现，如皮肤黏膜苍白、冷汗、神志改变、尿量减少、血压下降等，应积极配合医生进行抢救。迅速准备好抢救用物，给患者取平卧位，注意保暖，给予氧气吸入；尽快建立静脉通路，必要时静脉切开，遵医嘱输入液体、血浆或全血，补充血容量；根据血压调整给药速度，必要时测定中心静脉压，以决定输液量和速度；如循环衰竭持续存在，遵医嘱给予升压药，并注意药物疗效和不良反应。

五、健康指导

（一）生活指导

指导患者及家属养成规律进食习惯，避免暴饮暴食，应避免刺激性强、产气多、高脂肪和高蛋白食物。腹痛缓解后，应从少量低脂、低糖饮食开始，逐渐恢复正常饮食。戒除烟酒，防止病情复发。

（二）用药指导

嘱患者遵医嘱服药，指导患者正确服药的方法，教患者学会观察药效及不良反应。同时向患者强调乱服药物的危害。

（三）自我监测

在病情的恢复期，部分患者可能会出现胰腺囊肿、胰瘘等并发症。如果患者发现腹部肿块不断增大，并出现腹痛、腹胀、呕血、呕吐等症状，则需及时就医。

第五节　肝硬化患者的护理

一、概述

肝硬化是一种由不同病因引起的慢性、进行性、弥漫性肝病，是在肝细胞广泛变性和坏死基础上，肝脏纤维组织弥漫性增生，并形成再生结节和假小叶，导致肝小叶正常结构和血管解剖的破坏。病变逐渐进展，晚期出现肝功能衰竭、门静脉高压和多种并发症，死亡率高。

二、护理评估

（一）病因

引起肝硬化的病因很多，我国以病毒性肝炎最为常见。

1. 病毒性肝炎

病毒性肝炎主要见于乙型肝炎、丙型或丁型肝炎重叠感染，经过慢性活动性肝炎逐渐发展而来，称为肝炎后肝硬化，而甲型、戊型病毒性肝炎不演变为肝硬化。

2. 乙醇中毒

长期大量饮酒，乙醇及其中间代谢产物、乙醛的毒性作用，是引起乙醇性肝炎、肝硬化的病因。

3. 胆汁淤积

持续肝外胆管阻塞或肝内胆汁淤积存在时，高浓度的胆汁酸和胆红素损害肝细胞，使肝细胞发生变性、坏死，逐渐发展为胆汁性肝硬化。

4. 循环障碍

多见慢性充血性心力衰竭、缩窄性心包炎、肝静脉或下腔静脉等，可致长期肝细胞淤血，肝细胞缺氧、坏死和结缔组织增生，逐渐发展为心源性肝硬化。

5. 化学毒物或药物

长期反复接触化学毒物，如四氯化碳、磷等，或长期服用甲基多巴、双醋酸汀等，可引起中毒性肝炎，最终演变为肝硬化。

6. 营养障碍

慢性肠道炎症、长期食物中缺乏蛋白质、维生素等物质，可引起吸收不良和营养失调，降低肝对其他有害因素的抵抗力。某些代谢障碍性疾病可引起代谢产物沉积在肝脏，也损害肝细胞，久之可发展为肝硬化。

7. 日本血吸虫病

反复或长期感染血吸虫病者，由于虫卵沉积在汇管区，虫卵及其毒性产物的刺激引起大量结缔组织增生，导致肝纤维化和门脉高压症，称之为血吸虫病性肝纤维化。

（二）临床表现

肝硬化起病隐匿，发展缓慢，可潜伏 3~5 年甚至 10 年以上。临床上分为肝功能代偿期和失代偿期。

1. 代偿期

症状较轻，以乏力、食欲减退较为突出，可伴有上腹不适、恶心、厌油腻、腹胀及腹泻等非特异性症状。症状常因劳累或伴发病出现，休息或治疗可缓解。肝轻度肿大，质变硬，脾轻度肿大。

2. 失代偿期

失代偿期主要表现为肝功能减退和门静脉高压的症状和体征。

1）肝功能减退的表现

（1）全身表现：一般状况与营养状况较差，消瘦乏力，精神不振，皮肤干枯，面色黝黯无光泽（肝病面容），可有不规则发热，夜盲及水肿等。

（2）消化道症状：食欲减退是最常见的症状，进食后常感上腹饱胀不适、恶心和呕吐，对脂肪和蛋白质耐受性差，稍进油腻肉食易引起腹泻，半数以上患者有轻度黄疸。少数有中、重度黄疸，提示肝细胞有进行性或广泛性坏死，黄疸时可出现皮肤瘙痒。

（3）出血倾向和贫血：常有鼻腔、牙龈出血，皮肤紫癜和胃肠道出血倾向，女性患者常有月经过多，与肝合成凝血因子减少、脾功能亢进等有关。营养不良、肠道吸收障碍和脾功能亢进等因素可引起不同程度的贫血。

（4）内分泌紊乱：由于肝功能减退，雌激素灭活作用减弱，使雌激素增多，雄激素和肾上腺糖皮质激素减少，雌激素与雄激素比例失调。男性患者常有性功能减退和乳房发育等；女性患者可出现月经失调、闭经及不孕等。部分患者出现蜘蛛痣，主要分布在面部、颈部、上胸、肩背和上肢等上腔静脉分布的区域；手掌大、小鱼际和指端腹侧皮肤发红，称为肝掌。肝功能减退时，肝对醛固酮和抗利尿激素的灭活作用减弱，可引起水钠潴留而致尿量减少和水肿。

2）门静脉高压的临床表现

（1）脾大：多为轻、中度增大，与长期脾瘀血有关。晚期出现脾功能亢进，导致白细胞、血小板和红细胞计数减少。

（2）侧支循环的建立和开放：门静脉高压时，正常消化器官和脾的回心血液流经肝脏受阻，使门静脉系统许多部位与腔静脉之间建立门－体侧支循环。临床上重要的侧支循环有食管和胃底静脉曲张，常因门静脉压力明显增高，粗糙食物机械损伤或恶心、呕吐、剧烈咳嗽等使腹内压突然升高，导致曲张的静脉破裂出血。腹壁静脉曲张是在脐周和腹壁可见迂曲的静脉。痔静脉扩张，可扩张形成痔核，破裂时引起便血。

（3）腹水：腹水是肝硬化失代偿期最突出的临床表现，失代偿期患者 75% 以上有腹水。腹水时患者常有腹胀，尤以饭后明显，大量腹水使腹部膨隆，呈蛙状腹，横膈显著抬高，可出现呼吸困难和脐疝。腹水形成是多种因素综合作用的结果，主要与门静脉高压及清蛋白减少等因素有关。

3）肝脏体征

早期肝脏增大，表面尚平滑，质地稍硬。晚期偏小，表面可呈结节状，质地坚硬；一般无压痛，在肝细胞进行性坏死或并发肝炎和肝周围炎时，可有压痛与叩击痛。

3. 并发症

1）上消化道出血

上消化道出血是本病最常见的并发症。多突然发生呕血、黑粪，可引起失血性休克或诱发肝性脑病，死亡率高。

2）感染

由于抵抗力低下、门腔静脉侧支循环开放等因素，易并发感染，如肺炎、大肠杆菌败血症、胆道感染及自发性腹膜炎等。

3）肝性脑病

肝性脑病是本病最严重的并发症，也是最常见的死亡原因。

4）原发性肝癌

若肝脏进行性增大、肝表面出现肿块，持续性肝区疼痛、腹水增加且为血性及不明原因的发热等，应怀疑并发原发性肝癌。

5）肝肾综合征

肝硬化合并顽固性腹水时，患者可有自发性少尿或无尿，氮质血症、稀释性低钠血症和低尿钠，但肾脏无明显器质性损害，故又称功能性肾衰竭。

6）电解质和酸碱平衡紊乱

常见的有低钠血症，与长期低钠饮食、长期利尿或大量放腹水有关；低钾、低氯血症与代谢性碱中毒，与摄入不足、呕吐、腹泻、利尿及继发性醛固酮增多有关。

（三）辅助检查

1. 血常规

代偿期多正常，失代偿期有轻重不等的贫血。合并感染时白细胞计数可升高，脾功能亢进时白细胞和血小板计数减少。

2. 肝功能检查

代偿期正常或轻度异常，失代偿期转氨酶常有轻、中度增高，清蛋白降低，球蛋白增高，清蛋白、球蛋白比率降低或倒置，凝血酶原时间延长。

3. 腹水检查

一般为漏出液，若并发自发性腹膜炎、结核性腹膜炎或癌变时腹水性质发生相应变化。

4. 影像学检查

食管钡餐 X 线检查显示，食管静脉曲张呈现虫蚀样或蚯蚓状充盈缺损，胃底静脉曲张呈菊花样充盈缺损。B 超显像、CT 和 MRI 检查可显示肝、脾形态改变及腹水征象。

（四）治疗原则

肝硬化治疗应采取综合性措施。首先针对病因治疗，注意休息和饮食，使病情缓解，延长代偿期和保持劳动力。代偿期患者可服用抗纤维化的药物（如秋水仙碱）及中药，忌用对肝脏有损害的药物。失代偿期患者主要是对症治疗、改善肝功能和防治并发症。有手术适应证者，慎重选择时机进行手术治疗，肝移植手术是治疗晚期肝硬化的新方法。

三、护理诊断

（1）营养失调：低于机体需要量与肝功能减退、门静脉高压引起食欲减退、消化和吸收障碍有关。

（2）体液过多与肝功能减退、门静脉高压引起水钠潴留有关。

（3）活动无耐力与肝功能减退、大量腹水有关。

（4）有皮肤完整性受损的危险与营养不良、水肿、皮肤干燥、瘙痒及长期卧床有关。

（5）潜在并发症有上消化道出血、肝性脑病。

四、护理措施

（一）一般护理

1. 休息与活动

休息可以减少能量的消耗，减轻肝脏代谢的负担，增加肝脏的血流量，有助于肝细胞修复，改善腹水和水肿。但卧床过久易引起消化不良和情绪不佳，故应视病情安排适量的活动。代偿期患者宜适当减少活动量，可参加轻体力工作。失代偿期患者应以卧床休息为主，可适当活动，活动量以不感到疲劳、不加重症状为度。

2. 饮食护理

1）饮食原则

给予高热量、高蛋白质、高维生素及易消化饮食，并根据病情变化及时调整。戒烟忌酒，避免进食刺激性强，粗纤维多和较硬的食物。必要时遵医嘱给予静脉补充足够的营养，如高渗葡萄糖液、复方氨基酸、清蛋白或新鲜血等。

2）食物选择

热量以碳水化合物为主，蛋白质（肝性脑病除外）控制在 1~1.5 g（kg · d），并以豆制品、鸡蛋、牛奶、鱼、鸡肉及瘦猪肉为主，以利于肝细胞修复和维持血浆清蛋白正常水平。肝功能显著损害或有肝性脑病先兆时，应限制或禁食蛋白质，并应选择植物蛋白，如豆制品、因其含蛋氨酸和产氨基酸较少。多食新鲜蔬菜和水果。

3. 皮肤护理

黄疸患者皮肤瘙痒时，协助患者温水擦浴，外用炉甘石洗剂止痒，嘱患者不搔抓皮肤，以免引起皮肤破损、出血和感染。

（二）病情观察

（1）准确记录24 h液体出入量，定期测量腹围和体重，以观察腹水消长情况。

（2）密切监测血清电解质和酸碱度的变化，及时发现水、电解质和酸碱平衡紊乱。

（3）注意有无呕血和黑粪，有无精神异常，有无腹痛、腹胀、发热及短期内腹水迅速增加，有无少尿、无尿及恶心等表现，及早发现上消化道出血、肝性脑病、自发性腹膜炎及肝肾综合征。若出现异常，应立即报告医师并协助处理。

（三）腹水护理

1. 体位

轻度腹水尽量取平卧位，并可抬高下肢，以增加肝、肾血流量，改善肝细胞营养，提高肾小球滤过率，减轻水肿。大量腹水者可取半卧位，以使膈肌下降，有利于呼吸运动，减轻呼吸困难和心悸，同时应避免使腹内压突然剧增的因素，如剧烈咳嗽、打喷嚏及用力排便等。阴囊水肿者可用托带托起阴囊，以利水肿消退。

2. 限制水、钠摄入

遵医嘱给予低盐或无盐饮食，钠限制在每天500~800 mg（氯化钠1.2~2.0 g/d），进水量限制在每天1000 mL左右，如有显著低钠血症，则应限制在每天500 mL以内。向患者介绍各种食物的成分，尽量少食高钠食物。限钠饮食常使患者感到食物淡而无味，可适量添加柠檬汁、食醋等，改善口味，以增进食欲。腹水减退后，仍需限制钠的摄入，防止腹水再次出现。

3. 用药护理

主要使用螺内酯和呋塞米。使用利尿剂时应注意维持水、电解质和酸碱平衡，利尿速度不宜过快，以每日体重减轻不超过0.5 kg为宜。

4. 协助腹腔穿刺放腹水或腹水浓缩回输

对大量腹水引起呼吸困难、心悸，且利尿效果不佳者可酌情放腹水或腹水浓缩回输。

五、健康指导

采用适当的方法和语言介绍肝硬化的护理要点和自我护理方法，分析和消除不利于个人和家庭应对的各种因素，树立患者治疗信心，保持愉快心情，把护理计划落实到日常生活中。坚持定期门诊复查。指导患者严格遵医嘱服药，未经医师同意，不可擅自用药，以免服药不当而加重肝脏负担和肝功能损害。应向患者详细介绍所用药物的名称、作用、剂量、给药方法和注意事项，教会其观察药物疗效和不良反应。如服用利尿剂期间出现软弱无力、心悸等症状时，提示低钠、低钾血症，应及时就医。指导家属理解和关心患者，给予精神支持和生活照顾。学会识别并发症的征兆，及早发现病情变化，如患者出现性格、行为改变等肝性脑病的前驱症状，或消化道出血等其他并发症时，应及时就诊。

第六节　溃疡性结肠炎患者的护理

一、概述

溃疡性结肠炎指原因不明的病变主要累及直肠、乙状结肠黏膜和黏膜下层的慢性炎症和溃疡性病变，又称慢性非特异性溃疡性结肠炎。20~40 岁的青壮年多见。本病治疗要点是：一般治疗，注意休息，避免劳累，减少精神刺激；营养维持及贫血、低蛋白血症的纠正；腹泻、腹痛的针对性治疗；合并细菌感染时的抗生素治疗；氨基水杨酸类、糖皮质激素、硫唑嘌呤、氨甲蝶呤等药物治疗。手术治疗仅用于并发大出血、急性肠穿孔、中毒性巨结肠内科治疗无效者。60 岁以上的慢性持续活动型及急性暴发型病死率较高。

二、护理评估

（一）健康史

1. 感染因素

感染因素包括细菌、病毒、原虫和衣原体等，但无依据证明是本病的特异性病原体。

2. 遗传因素

因本病的发病具有家族聚集现象及单卵双胎发病高。

3. 免疫因素

免疫因素主要表现在肠组织中，IgG 分泌型 B 淋巴细胞明显增加，抗结肠上皮细胞抗体、结肠炎结肠结合抗体等多种自身抗体的存在。

4. 环境因素

可能与快节奏生活，饮食习惯的变化等有关。

5. 精神因素

精神紧张可诱发，复发率较非紧张个体高两倍以上。

（二）身心状况

1. 症状与体征

1）消化系统表现

腹泻见于多数患者，性状多呈糊状或混有大量黏液或脓血，或与便秘交替出现，多数患者有左下腹或下腹轻至中度的腹痛，有腹痛–便意–便后缓解的规律，重者持续性剧烈腹痛，其他有食欲减退、恶心、呕吐、腹胀等。急性暴发型可有明显鼓胀、腹肌紧张、腹部压痛或反跳痛体征。

2）全身表现

中型或重型、急性期或急性发作期常有低至中度发热，高热主要见于暴发型或合并感染，重症或持续活动者可有消瘦、低蛋白血症、贫血、水与电解质平衡紊乱等表现。

3）肠外表现

常见的肠外表现有外周关节炎，结节性红斑，眼巩膜外层炎，前葡萄膜炎，复发性口腔溃疡，胆管周围炎，脂肪肝，血栓栓塞症和动脉炎等。

2. 心理状况

心理状况主要有紧张、焦虑、多疑等心理反应。

（三）实验室及其他检查

1. 血液学检查

红细胞和血红蛋白可减少，活动期白细胞计数增多，血沉加速及 C 反应蛋白水平升高。重型或急性发作期有凝血酶原时间延长，人血白蛋白下降，球蛋白增高，白蛋白和球蛋白比值降低。

2. 免疫学检查

活动期血清 IgG、IgA 和 IgM 可升高。血清补体 C3 浓度轻度升高，外周血中抑制性 T 细胞减少，且功能低下。

3. 粪便检查

糊状和黏液脓血便最常见。镜检可见大量红细胞、白细胞或脓细胞，急性发作期有大量多核巨噬细胞。

4. X 线钡剂灌肠检查

X 线钡剂灌肠检查是诊断本病的重要方法。典型的 X 线征有黏膜皱襞粗乱，黏膜呈颗粒样改变，肠管轮廓边缘毛糙不齐或钢齿状；病程长，肠管广泛纤维组织增生时可见管腔自下而上连续性向心性狭窄，肠壁僵直、肠管缩短；严重时肠管光滑而僵硬，呈铅管征。

5. 内镜检查及活检

内镜检查及活检是本病最有价值的检查，可确定病变部位及范围，病变性质，活动性及病变程度。

三、护理诊断及合作性问题

（1）腹泻与肠道炎症致结肠黏膜对水、钠吸收障碍，及结肠运动功能异常有关。

（2）腹痛与肠道黏膜炎症、溃疡等有关。

（3）营养失调，低于机体需要量与长期腹泻、食欲减退、吸收障碍等有关。

（4）焦虑与病情反复发作、治疗难以奏效等有关。

（5）潜在并发症有中毒性巨结肠、消化道大出血、急性肠穿孔、癌变。

四、护理措施

（一）一般护理

安置患者离卫生间较近或有卫生间的病房，或病室内留置便器。病情轻者减少活动，防止劳累，重者卧床休息。加强与患者的沟通，做好心理疏导工作。

（二）饮食护理

饮食应以高热量、高蛋白、高维生素、易消化及纤维素少、刺激小的食物为原则，如稀粥、面包、细面条等；避免辛辣、生冷等刺激性饮食。活动期宜流质或半流质饮食，重症者禁食，按医嘱采用静脉高营养。忌食乳制品。

（三）病情观察

观察排便的次数、量和粪便的性状；腹痛的部位、性质、程度、进展与演变情况及生命体征的变化；皮肤的弹性、尿量等；每天的进食情况，定期测体温、血红蛋白、血清蛋白等。

（四）用药护理

遵医嘱正确使用SASP与5-ASA，糖皮质激素及巯嘌呤等免疫抑制剂；注意药物的不良反应。氨基水杨酸类药物的主要不良反应与剂量相关，主要有恶心、呕吐、食欲减退等；糖皮质激素长期使用易产生精神改变、满月脸、踝部水肿、消化性溃疡、高血压等；抗胆碱能药和止泻药可诱发中毒性巨结肠，不宜滥用；巯嘌呤等主要有粒细胞减少、骨髓抑制及消化道反应。

五、健康教育

帮助和指导患者心理自我调整。指导患者合理安排休息与活动。做好合理饮食指导，保证营养要素的摄入。嘱患者按医嘱坚持治疗，告之药物不良反应的自我识别及护理。告之患者门诊随访知识，定期门诊复诊。

第七节　慢性胃炎患者的护理

一、概述

慢性胃炎主要是由幽门螺杆菌感染所引起的胃黏膜慢性炎症。其发病率随年龄增加而升高，在各种胃病中居首位。慢性胃炎的分类方法很多，我国目前采用国际上新悉尼系统分类方法，将慢性胃炎分为浅表性（又称非萎缩性），萎缩性和特殊类型三大类。慢性萎缩性胃炎分为多灶萎缩性胃炎和自身免疫性胃炎。特殊类型胃炎种类很多，临床较少见。本节重点介绍慢性浅表性胃炎和慢性萎缩性胃炎。

二、护理评估

（一）病因

根据萎缩性胃炎发生的部位结合免疫学改变，包括自身免疫试验和血清胃泌素测定，Strick land 将萎缩性胃炎分为 A、B 两型。A 型萎缩性胃炎系自身免疫性疾病，自身免疫性损伤发生在壁细胞，自体抗体阳性；B 型萎缩性胃炎并非免疫性疾病，自身抗体呈阴性，其发病与十二指肠液返流或其他化学、物理损伤有关，胃窦部黏膜较胃体部黏膜通透性更强。

（二）临床表现

慢性胃炎病程迁延，进展缓慢。70%~80% 的患者可无任何症状。有症状者主要表现为非特异性的消化不良，如上腹痛或不适。食欲减退、饱胀、嗳气、反酸及恶心等，常与进食或食物种类有关。胃黏膜有糜烂者可有上消化道出血。自身免疫性胃炎患者可出现明显厌食、贫血和体重减轻。极少数慢性多灶萎缩性胃炎，经长期演变发展为胃癌，可出现食欲减退、体重减轻及上腹痛等。体征多不明显，可有上腹轻压痛。

（三）辅助检查

（1）胃镜及胃黏膜活组织检查是诊断慢性胃类最可靠的方法。内镜下慢性浅表性胃炎的诊断依据是红斑（点片状或条状），黏膜粗糙不平，出血点、斑，慢性萎缩性胃炎的诊断依据是黏膜呈颗粒状，黏膜血管显露，色泽灰暗，皱襞细小。

（2）幽门螺杆菌检测。

（3）血清学检查自身免疫性胃炎时，抗壁细胞抗体和抗内因子抗体可呈阳性，血清促胃液素水平明显升高。多灶萎缩性胃炎时，血清促胃液素水平正常或偏低。

（4）胃液分析，自身免疫性胃炎时，胃酸缺乏；多灶萎缩性胃炎时，胃酸分泌正常或偏低。

（四）治疗原则

治疗原则是消除病因、缓解症状、控制感染、防治癌前病变。对幽门螺杆菌感染者，治疗方案见消化性溃疡。由非甾体消炎药引起者，停药并给予抗酸药。有胆汁反流者，可用氢氧化铝凝胶来吸附，或予以硫糖铝及胃动力药以中和胆盐，防止反流。自身免疫性胃炎伴有恶性贫血者，可注射维生素 B_{12} 纠正，重度异型增生者宜施行预防性手术。

三、护理措施

（一）一般护理

1. 休息与活动

急性发作或伴有消化道出血患者，应卧床休息，病情缓解，可适当锻炼，避免过度劳累。

2. 饮食护理

1）饮食原则

定时定量，少量多餐，细嚼慢咽，给予高热量、高蛋白、高维生素及易消化的饮食，避免摄入过咸、过甜及过辣的刺激性食物。

2）食物选择

选择易于消化的食物，胃酸低者可酌情食用浓肉汤、鸡汤、山楂及食醋等刺激胃酸分泌。高胃酸者应避免进食浓肉汤及酸性食品，可食用牛奶、面包及菜泥等。改善烹饪技巧，增强患者食欲。

（二）病情观察

观察患者腹痛的部位、性质，观察呕吐物和粪便的颜色、量及性状，观察用药前后患者症状是否改善，及时发现病情变化。

（三）对症护理

教会患者非药物性缓解疼痛的方法，常用的方法包括：

（1）指导式想象：回忆一些有趣的往事可转移注意力，从而减轻疼痛。

（2）合理饮食：有胃酸分泌过多者禁食酸性食物。

（3）局部热疗法：对疼痛局部可应用热水袋进行热敷，但急腹症时不能热敷。

（4）其他：根据情况，可选择针灸、转移注意力及放松等方法缓解疼痛。

（四）用药护理

遵医嘱应用根除幽门螺杆菌感染治疗及应用抑酸剂、胃黏膜保护剂时，应注意观察药物疗效及不良反应。多潘立酮及西沙必利具有刺激胃窦蠕动，促进胃排空的作用，应在饭前服用，不宜与阿托品等解痉剂合用。

（五）健康指导

（1）指导患者避免诱发因素，保持良好的心理状态，日常生活要有规律，注意劳逸结合，合理安排工作和休息时间，坚持定期门诊复查。

（2）说明饮食调理对预防慢性胃炎反复发作的意义，指导患者加强饮食卫生和营养，遵循饮食治疗计划和原则。

（3）向患者及家属介绍药物应用知识，指导患者遵医嘱服药，如有异常及时复诊。

第八节　内镜下胃肠息肉摘除术的护理

一、术前准备

（1）术前应详细了解病情，询问有无出血性疾病病史，常规测定出凝血时间、凝血酶原时间和血小板计数。年龄 >60 岁或原有心脏病患者应做心电图检查，必要时行心电监护。

（2）按常规做好胃肠道的准备，禁食、禁饮 8~12 h。胃息肉患者，前一日晚进清淡饮食；肠息肉患者，术前 3 天进无渣半流质饮食，术前 1 天进流质饮食，术日晨口服硫酸镁。肠道准备充分，无粪水残留，可使视野清晰，利于操作的成功，预防并发症的发生。

（3）进行腹部检查，向患者说明操作过程，消除顾虑，以良好的心理状态配合治疗。

（4）仔细查看患者上次检查报告，根据息肉类型，具体情况做好仪器及附件的准备，选用合适的胃（肠）镜，高频电发生器、微波手术器、圈套器及氩离子凝固器导管等。术前妥善连接各导线，测试性能完好。

（5）术前用药。胃息肉者，口服利多卡因胶浆 10 mL；肠息肉者，术前 30 min 肌内注射哌替啶 50 mg，必要时给予镇静剂。术前针的应用、咽部充分麻醉可使胃肠蠕动减慢，利于手术顺利进行。

二、术后护理

（1）术后密切观察患者情况，有无呕血、便血、腹痛等症状，对于一般情况好，创伤小的患者平稳后方可离开，必要时留院观察 1~3 天。注意观察术后并发症如出血和穿孔。如有发生，应进行对症处理。

（2）胃肠道息肉套切后，患者术后 24 h 应卧床休息，年老体弱及创伤较大者，卧床休息时间应保持 2~3 d，1 个月内避免长时间用力下蹲或做屏气动作，不做重体力劳动。

（3）饮食与休息，术后合理的饮食与休息是预防迟发出血的关键。息肉切除后一般先禁食 24 h，其后 24 h 内给予温凉流质饮食，随后根据大便情况逐渐改为半流质或少渣饮食。肠息肉套切后无渣饮食 1 周，以后过渡到普食。少量多餐，3 周内患者饮食仍以清淡、易消化食物为主，同时，保持大便通畅，必要时用缓泻剂，并避免剧烈活动，禁水 8 h。

第九节　胃肠减压术的护理

一、概述

胃肠减压术是利用负压吸引和虹吸的原理，将胃管自口腔或鼻腔插入，通过胃管将积聚于胃肠道内的气体及液体吸出。适用范围很广，常用于急性胃扩张、肠梗阻、胃肠穿孔修补或部分切除术，以及胆道或胰腺手术后。

二、适应证

（一）用于术前准备

腹部手术，特别是胃肠手术，术前、术中持续胃肠减压，可防止胃肠膨胀，有利于视野的显露和手术操作；预防全身麻醉时并发吸入性肺炎。也可用于胃十二指肠溃疡瘢痕性幽门梗阻的治疗，术前留置较粗的鼻胃管，每天以温生理盐水洗胃，连续 3 天，直到洗出液澄清，以减轻胃黏膜水肿。术后应用有利于腹部手术切口及胃肠吻合口的愈合。

（二）用于治疗作用

有效的胃肠减压对单纯性肠梗阻和麻痹性肠梗阻可达到解除梗阻的目的，通过胃肠减压吸出胃肠道内的气体和液体，从而减轻腹胀、降低肠腔压力，减少肠腔内的细菌和毒素，改善肠壁血运，也用于胃十二指肠溃疡穿孔的非手术治疗，胃十二指肠溃疡大出血时，经胃肠减压管灌注去甲肾上腺素的冰生理盐水，使血管收缩达到止血的目的。禁食和胃肠减压是治疗急性胰腺炎的重要措施，一般为2~3周，通过胃肠减压可减少胃泌素和胆囊收缩素－促胰酶素的分泌，减少胰腺外分泌，并减轻胃潴留和腹胀。胃肠减压也是治疗急腹症的重要手段之一，可减少胃肠液积聚，减少消化液自穿孔部位漏出，减轻腹胀，改善胃肠道供血，有利于胃肠蠕动的恢复，亦有利于麻醉和手术的安全。胃肠减压还可用于急性胃扩张、胃出血、急性弥漫性腹膜炎及腹部大、中型手术，尤其是做消化道吻合术可减轻胃肠道的张力，防止胃过度膨胀，减轻吻合口张力，促进吻合口的愈合。

（三）作为给药方式

在许多急腹症的非手术治疗或观察过程中，可通过胃肠减压管向胃肠道灌注中药，同时在腹胀严重频繁呕吐时，胃肠减压可促进胃肠排空，有利于内服药物的输注吸收。

三、胃肠减压的护理措施

（一）禁食、禁饮

胃肠减压期间应禁食、禁饮，一般应停服药物。如需胃内注药，则注药后应夹管并暂停减压 0.5~1 h。适当补液，加强营养，维持水、电解质的平衡。

（二）妥善固定

胃管固定要牢固，防止移位或脱出。尤其是外科手术后胃肠减压，胃管一般置于胃肠吻合的远端。一旦胃管脱出应及时报告医生，切勿再次下管，因下管时可能损伤吻合口而引起吻合口瘘。

（三）保持胃管通畅

维持有效负压，每隔 2~4 h 用生理盐水 10~20 mL 冲洗胃管一次，以保持管腔通畅。

（四）引流物观察

观察引流物颜色、性质和量，并记录 24 h 引流液总量。观察胃液颜色，有助于判断胃内有无出血情况，一般胃肠手术后 24 h 内，胃液多呈暗红色，2~3 d 后逐渐减少。若有鲜红色液体吸出，说明术后有出血，应停止胃肠减压，并通知医生。引流装置每日应更换 1 次。

（五）加强口腔护理

预防口腔感染和呼吸道感染，必要时给予雾化吸入，以保持口腔和呼吸道的湿润及通畅。

（六）肠功能恢复情况观察

观察胃肠减压后的肠功能恢复情况，并于术后 12 h 即鼓励患者在床上翻身，有利于胃肠功能恢复。

（七）胃管处理

胃管通常在术后 48~72 h，肠鸣音恢复，肛门排气后可拔除胃管。拔胃管时，先将吸引装置与胃管分离，捏紧胃管末端，嘱患者吸气并屏气，迅速拔出，以减少刺激，防止患者误吸。擦净鼻孔及面部胶布痕迹，妥善处理肠减压装置。

四、胃肠减压的护理要点

（一）保持胃管通畅

严密观察病情，多到患者床前巡视。有时胃管已经脱出很大一截，患者及家属一般都注意不到，可见及时巡视病房是相当重要的。检查胃管是否通畅，可用注射器抽吸。若有阻塞，应用注射器抽生理盐水反复冲洗至通畅。如胃管前端小孔贴在胃壁上，可稍微转动胃管或上下提拉胃管并冲洗。如果是由于患者呕吐将胃管退至食管或折于口咽部，则应重新放置。胃肠减压器的放置应低于胃，这样才有助于液体引流。

（二）观察引流液

引流液如果超过负压吸引器体积的 2/3 时应及时倾倒，以免影响引流效果。倾倒时应注意闭合胃管接口端，以免空气进入胃内导致腹胀。要随时注意观察引流液色、量的变化，做好记录，如有异常及时通知医生。

（三）适当活动

患者活动的标准是下床或坐起不出虚汗，心率无明显增加，面色无改变。当患者活动或出汗引起胶布固定不牢时，应及时观察胃管是否向外滑出或自行脱出，并更换胶布。

（四）做好基础护理

持续胃肠减压、禁食禁水会使患者咽部出现干痛不适，为此，应做口腔护理，每日 2~3 次，并采用无菌生理盐水 40 mL 雾化吸入（根据医嘱，特殊患者如老年人、呼吸道易感染者，可加入抗生素，以防呼吸道感染），每日 2 次。这样就可以湿润咽喉部，碱少胃管对咽喉壁的刺激，减轻不适。夏天由于鼻翼两侧分泌油渍较多，皮肤长时间粘贴胶布又红又痒，所以，每班应更换胶布 1 次，更换时用湿手巾轻轻擦拭鼻部，避开上次胶布所粘贴部位，以利于皮肤的恢复。

（五）心理护理

在巡视病房或交接班时，患者总会问什么时间能拔除胃管，什么时间能吃点东西等一系列问题，应耐心向患者解释胃肠减压治疗原理及病情，不失时机地用成功范例来消除其负面情绪，配合医生的治疗。应运用体贴、安慰、治疗性语言疏通患者的思想，如听音乐、允许家属探视、给予安慰，这样来分解患者的焦虑心理，减轻不适。

（六）拔管指征

拔除胃管的指征是肠鸣音恢复，有肛门排气或排便。有时，拔管前可先夹管 24 h，如果没有恶心、呕吐、腹胀，可考虑拔管。

参 考 文 献

[1] 白丽，张鹃鹃．小儿病毒性脑炎的护理体会 [J]. 中国实用神经疾病杂志，2016,19 (13) :135−136.

[2] 蔡艳玲．脓胸患者的临床护理分析 [J]. 中国卫生标准管理，2015,6 (3) :187−188.

[3] 蔡莹．风湿性心脏病的护理 [J]. 大家健康（学术版），2015 (14) :181−182.

[4] 曹阳．慢性支气管炎合并肺结核护理体会 [J] 中国卫生标准管理，2015 (8) :185−186.

[5] 曾艳兰．小儿急性肾小球肾炎的护理 [J]. 大家健康（学术版），2015,9 (19) :225−226.

[6] 常娟．漏斗胸术后疼痛的护理 [J]. 中国药物与临床，2016,16 (2) :298−300.

[7] 陈丽．雾化吸入治疗慢性阻塞性肺疾病的护理干预及疗效观察 [J]. 河北医学，2015 (4) :685−687.

[8] 陈容，李平．急性心肌梗死行急诊 PCI 的护理进展 [J]. 中国误诊学杂志，2010,10 (20) :4803−4804.

[9] 陈中群．探索绒癌和侵蚀性葡萄胎患者化疗的护理思路构建 [J]. 医学信息，2015 (2) :71−72.

[10] 代玉芹，田文莉．溃疡性结肠炎患者的护理 [J]. 母婴世界，2015 (4) :284.

[1] 邓章莉，冯浓萍，彭子日，等．社区高血压综合管理干预的效果 [J]. 中国老年学杂志，2015,35 (7):1954−1956.

[12] 邓仲礼．社区高血压分级管理及预防措施的效果分析 [J]. 黑龙江医药，2017,28 (1) :59−61.

[13] 董瑞珍．异位妊娠的护理 [J]. 医学信息，2015 (31) :153.

[14] 窦红伟．护患沟通在高血压护理过程中的作用 [J]. 心血管病防治知识，2015 (4) :106−107.

[15] 范文娟．护理干预对小儿病毒性脑炎疗效及预后的影响 [J]. 现代中西医结合杂志，2015,24(17):1930−1931.

[16] 高红．上肢骨折创伤后患肢肿胀的护理进展 [J]. 实用临床医药杂志，2015,19 (8) :176−178.

[17] 高华．支气管扩张的护理评估和护理方法 [J]. 世界最新医学信息文摘，2016,16 (9):246.

[18] 公文珍，马红萍．电视胸腔镜治疗肺大疱的护理体会 [J]. 辽宁医学杂志，2010,24 (4) :209−210.

[19] 谷晓亮．心血管系统常用药物的不良反应及护理措施 [J]. 海峡药学，2017 (1) :211−212.

[20] 管浙萍 . 上消化道出血患者的护理 [J]. 母婴世界 ,2015 (16):127,129 .

[21] 洪玉苗 . 小儿化脓性脑膜炎护理经验与体会 [J]. 医药前沿 ,2015 (7) :331−332.

[22] 胡燕 , 李晓芳 . 临床护理路径在冠心病心绞痛患者护理中的应用效果研究 [J]. 中国医药指南 ,2016,14(26) :239.

[23] 季丽英 . 急性心绞痛患者的临床护理效果分析 [J]. 中西医结合心血管病电子杂志 ,2016,4(13):107−108.

[24] 姜蒙蒙 . 急性脊髓炎的护理 [J]. 世界最新医学信息文摘 ,2015 (65) :250.

[25] 姜婷 . 阴式全宫切除术治疗子宫肌瘤的护理对策分析 [J]. 基层医学论坛 ,2018,22(12):1713−1714.

[26] 康文静 . 系统性红斑狼疮并发狼疮性肾炎的护理 [J]. 中国伤残医学 ,2016 (1) :134−135.

[27] 李彩霞 . 脑梗死的护理 [J]. 世界最新医学信息文摘 ,2016,16 (45) :256−257.

[28] 李冬 , 张静 , 刘丽梅，等 .50 例病毒性心肌炎的护理体会 [J]. 中国现代药物应用 ,2015(8):194−195.

[29] 李凤丽 . 慢性胃炎患者的护理 [J]. 中国伤残医学 ,2015 (12) :169−170.

[30] 李海珠 , 樊英丽 . 呼吸衰竭患者的护理 [J]. 临床医药文献电子杂志 ,2015 (12) :2347−2347.

[31] 李巧珍 . 浅谈胃肠减压术的护理 [J]. 世界最新医学信息文摘 ,2016,16 (10):200.

[32] 李伟艳 . 人性化护理在卵巢肿瘤护理中的应用 [J]. 中国卫生标准管理 ,2015 (15) :251−252.

[33] 李玉梅 . 小儿地中海贫血 80 例临床分析 [J]. 中外医疗 ,2018 (2) :95−96.

[34] 林成云 . 小儿尿路感染的防治措施和护理体会 [J]. 大家健康 (学术版) ,2016,10 (7):195−196.

[35] 林飞英，麦海亮 , 王红吉 , 等 . 细节护理在急诊休克患者护理中的应用研究 [J]. 实用临床医药杂志 ,2016,20(18) :83−85.

[36] 刘碧容 . 手足口病的护理 [J]. 临床医药文献电子杂志 ,2016 (58):11564.

[37] 刘春霞 , 刘怀翠 , 苗莹莹 , 等 . 内科呼吸系统疾病护理安全隐患的分析 [J]. 大家健康，2014,8(11):279.

[38] 刘国卓 , 李晓雪 , 姜野 , 等 .28 例胸腔闭式引流治疗胸腔积液疗效的护理干预体会 [J]. 世界最新医学信息文摘 ,2015 (7) :212−213.

[39] 刘换英 . 优质护理在小儿化脓性脑膜炎中的应用 [J]. 健康之路 ,2017 (1) :208.

[85] 张慧松 . 慢性肾小球肾炎综合护理临床护理体会 [J]. 临床与病理杂志 ,2015,35 (6) :1121−1125.

[86] 张萍 . 肝硬化患者的护理 [J]. 中国城乡企业卫生 ,2016 (9) :160–162.

[87] 张松清 . 小儿急性炎症性脱髓鞘性多发性神经病的护理 [J]. 当代护士 (下旬刊),2017(3):103–104.

[88] 张小青 , 王翠红 . 支气管哮喘的护理 [J]. 家庭医药 . 就医选药 ,2016 (5):62,73 .

[89] 张欣颖 , 刘亚梅 , 龚爽 . 心血管疾病住院患者并发医院感染的危险因素及护理措施 [J]. 长春中医药力报 ,2018,34 (3) :160–162.

[90] 张新华 . 针对性护理在小儿肺炎护理中的效果观察 [J]. 中国继续医学教育 ,2015,7 (15) :247–248.

[91] 张彦杰 . 急性呼吸窘迫综合征的护理 [J]. 医学信息 : 下旬刊 ,2009 (9) :182.

[92] 赵秋红 . 冠心病并发心律失常患者护理干预的效果观察 [J]. 航空航天医学杂志 ,2018,29; 183 (4) :50.

[93] 赵小丽 . 消化性溃疡患者的护理 [J]. 家庭科技 ,2016 (10) :28–29.

[94] 郑丽萍 . 内科呼吸系统疾病护理安全隐患的分析 [J]. 中外医学研究 ,2013 (16) :105.

[95] 忠蕾 . 上消化道出血患者的护理 [J]. 基层医学论坛 ,2016,20 (8) :1091.

[96] 庄勤 . 系统性红斑狼疮综合护理干预 [J]. 医药前沿 ,2015 (34) :210.

[97] 马玉琳 . 实用临床基础护理学 [M]. 陕西 : 西安交通大学出版社 ,2015.

[98] 袁爱娣 , 陶冬英 . 循环系统疾病患者护理 [M]. 浙江 : 浙江大学出版社 ,2015.

[99] 克卢威尔，鲍芳 . 实用呼吸系统疾病护理 [M]. 北京 : 人民军医出版社 ,2009.

[100] 钮美娥 , 钱红英 . 呼吸系统疾病护理实践手册 [M]. 北京 : 清华大学出版社 ,2015.

[101] 王艳萍 , 赵莹 , 葛明广 . 呼吸系统疾病的诊治与护理 [M]. 上海 : 第二军医大学出版社 ,2007.

[102] 黄金银，倪晶晶 . 呼吸系统疾病患者护理 [M]. 浙江 : 浙江大学出版社 ,2014.

[103] 王敬华 . 儿科护理学 [M]. 湖南 : 中南大学出版社 ,2006.

[104] 张铭光，唐承薇 . 消化内科护理手册 [M]. 北京 : 科学出版社 ,2011.

[105] 张会君，王红霞 . 泌尿和生殖系统疾病护理 [M]. 北京 : 科学出版社 ,2015.